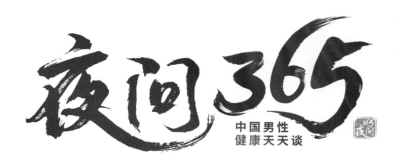

夜问365

中国男性
健康天天谈

主　编　姜　辉

　　　　张贤生

　　　　邓军洪

副主编　姜　涛

　　　　张　炎

　　　　孙中义

　　　　赵连明

U0257601

北京大学医学出版社

图书在版编目（CIP）数据

夜问 365：中国男性健康天天谈 / 姜辉，张贤生，邓军洪主编 . – 北京：北京大学医学出版社，2020.10

ISBN 978-7-5659-2269-5

Ⅰ . ①夜… Ⅱ . ①姜… ②张… ③邓… Ⅲ . ①男性 – 生殖医学 – 普及读物 Ⅳ . ① R339.2-49

中国版本图书馆 CIP 数据核字 (2020) 第 187362 号

夜问 365——中国男性健康天天谈

主　　编：姜　辉　张贤生　邓军洪

出版发行：北京大学医学出版社

地　　址：(100083) 北京市海淀区学院路 38 号　北京大学医学部院内

电　　话：发行部 010-82802230；图书邮购 010-82802495

网　　址：http：//www.pumpress.com.cn

E - m a i l：booksale@bjmu.edu.cn

印　　刷：北京金康利印刷有限公司

经　　销：新华书店

责任编辑：陈　然　　责任校对：靳新强　　责任印制：李　啸

开　　本：889 mm×1194 mm　1/32　印张：2.625　字数：76 千字

版　　次：2020 年 10 月第 1 版　2020 年 10 月第 1 次印刷

书　　号：ISBN 978-7-5659-2269-5

定　　价：20.00 元

编者名单

中国性学会 组织编写

主 编
姜 辉 张贤生 邓军洪

副主编
姜 涛 张 炎 孙中义 赵连明

编 委 （按姓氏拼音排序）

邓军洪 广州市第一人民医院
戴继灿 上海交通大学医学院附属仁济医院
戴玉田 南京大学医学院附属鼓楼医院
冯 亮 南昌大学第一附属医院
何乐业 中南大学湘雅三医院
胡建新 贵州省人民医院
洪 锴 北京大学第三医院
姜 辉 北京大学第三医院
姜 涛 大连医科大学附属第一医院
李付彪 吉林大学白求恩第一医院
李彦锋 中国人民解放军第三军医大学
　　　　大坪医院
李仁瀚 北京大学第三医院
林浩成 北京大学第三医院
刘德风 北京大学第三医院
卢慕俊 上海交通大学医学院附属仁济医院
马良宏 宁夏医科大学总医院
毛加明 北京大学第三医院

宋 涛 中国人民解放军总医院
孙中义 北京大学深圳医院
吴 寒 北京大学第三医院
唐文豪 北京大学第三医院
薛波新 苏州大学附属第二医院
杨宇卓 北京大学第三医院
袁明振 山东省立医院
周辉良 福建医科大学附属第一医院
赵连明 北京大学第三医院
赵乾程 北京大学第三医院
赵善超 南方医科大学南方医院
张 哲 北京大学第三医院
张 炎 中山大学附属第三医院
张洪亮 北京大学第三医院
张海涛 北京大学第三医院
张祥生 河南省人民医院
张贤生 安徽医科大学第一附属医院

本书缩略语中英文对照

勃起功能障碍	ED	Erectile Dysfunction
良性前列腺增生	BPH	Benign Prostatic Hyperplasia
下尿路症状	LUTS	Lower Urinary Tract Symptom
糖尿病性勃起功能障碍	DMED	Diabetic Mellitus Erectile Dysfunction
一氧化氮	NO	Nitro Oxide
磷酸二酯酶 V 型	PDE5	Phosphodiesterase V
世界卫生组织	WHO	World Health Organization
美国马萨诸塞州男性老龄化研究	MMAS	Massachusetts Male Aging Study

前　言

关爱男性健康，让幸福天天有

2020 年，注定是与众不同的一年。新型冠状病毒的肆虐，让全民都参与到这场抗疫战争中来，也再一次让健康问题占据大众的视野。健康，不仅是疾病的治疗，也包括疾病的筛查、预防；健康，不仅是身体健康，也包括心理健康；健康，不仅是个人的问题，也是家庭、社会的问题。

经常有男性朋友提意见，现在有好多女性健康的公益活动，例如：粉红丝带（乳腺癌防治公益活动）、湛蓝丝带（宫颈癌防治公益活动）等，我们男性的健康同样也需要关爱。几千年来，传统观念中，男性是一个家庭的顶梁柱，责任重大。社会对男性的角色设定，是不可倒下的存在，即使身体不舒服，也应当坚持工作。社会在进步、发展，工作、生活节奏不断加快，男性每天都在承受工作和精神的双重压力。

国内外大量研究已经证实，越来越多的疾病正快步向男性走来。举几个例子，北京、重庆、广州 3 个地区 ≥ 40 岁男性的勃起功能障碍（ED）患病率为40.2%，> 50 岁男性的良性前列腺增生（BPH）发病率 > 50%。很容易被忽略的是，在具有中重度下尿路症状（LUTS）的 BPH 患者中，有 60%~80% 的患者伴有 ED。

近些年，肥胖、糖尿病、高血压等"现代病"的发病率逐年增长，吸烟、熬夜、心理问题等也成为上班族的标签，并呈年轻化的趋势，而这些都与ED、BPH 等男性健康问题密切相关。

与 ED、BPH 等男性疾病高发所对应的，却是公众对男性健康的意识薄弱。一方面，受传统思想的束缚，像 ED、BPH 之类的和性生活或两性关系有关的事，大家觉得是个人隐私，带有"颜色"，是羞于启齿的，因此对疾病采取消极回避的态度；另一方面，怀疑自己得了病不主动求医，却自行上网搜索信息，轻信街边小广告或者微商。要知道，不规范的诊断和治疗都可能会延误病情，甚至有很大的潜在风险。

自2000年开始，国家卫生部把每年的10月28日定为"中国男性健康日"，倡导加大对男性健康的宣传力度，呼吁全社会多一点对男性健康的关注，呼吁每个家庭再多一点对男性健康的关爱。每年的男性健康日期间，中国性学会都联合多家媒体发布活动主题，在全国范围内开展男性健康日知识宣传活动，每年的活动都会围绕不同的主题进行，2020年的主题是"普及男性健康知识，共建和谐幸福家庭"。社会公益组织、医院、药店和企业等都积极开展各种活动，共同努力，推动男性健康的发展。

参加本书编写的都是长期在男科一线工作的专家，有丰富的临床经验。他们用生动有趣的文笔、轻松诙谐的风格，深入浅出地回答了有关ED和BPH的问题。这些问题基本涵盖了日常工作中最常遇到的男性及其伴侣最关心的内容，可以说是一本凝聚了权威专家智慧结晶的科普读物。虽然是一本科普读物，编者们也查阅了大量文献，以最认真严谨的态度把男性健康知识传递给大家。

男性健康问题和高血压、糖尿病等慢性病一样十分常见。既然是常见病，就应该大大方方地治疗，医患相互配合，积极预防，早诊断，早治疗，并且打好治疗的持久战。我们相信，《夜问365》的出版，能推动男性健康知识的普及，能唤起全社会对男性健康的关注和支持。希望这本书能帮助男性走出疾病的阴影，主动寻求正规的诊断和治疗，重拾幸福生活。

本书出版得到了礼来公司的大力支持，再次一并致谢！

中国性学会会长

目 录

目 录

4

5

6

目 录

目 录

1

　　人类对男性疾病的认识经历了漫长的过程，原始社会出现了生殖崇拜，认为生命的延续是神圣和庄严的。到了现代社会，随着人们对科学的认知提高，反而出现了在公众场合对男科疾病三缄其口的情况。随着城市化发展，不良生活方式增多，生活压力增大，越来越多的男性出现了诸如勃起功能障碍（ED）、男性不育等男科疾病。在我国，部分地区城镇成年男性 ED 总患病率达到了 26.1%，40 岁及以上人群中 ED 患者达到一半以上。

　　然而这类男科疾病并没有得到像高血压、糖尿病等慢性病一样的认识和重视，导致很多男性朋友盲目寻找偏方解药，反而延误了病情，甚至加重了一些与 ED 相关的伴随疾病。在这里，我们呼吁每一位受到 ED 困扰的男性都莫失良机，在发现 ED 苗头的时候就应该及时诊断，利用科学的方法去调整生活方式，管理基础疾病，进行心理疏导，结合药物治疗，重拾幸福人生。

——姜辉

"男"言之隐，
拨开 ED 疑云

在各类祝福词里，健康是不变的话题，也是一切美好的基础。在发展越来越快的当下，多数男性肩负着家庭压力的重担，由此，也引发了一系列男科问题。

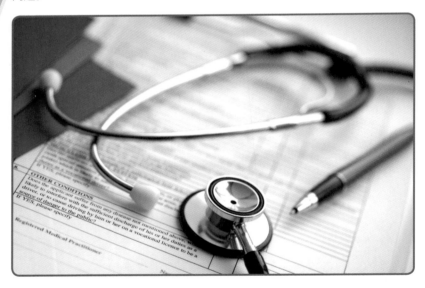

据世界卫生组织（WHO）调查显示，男科疾病是继心脑血管疾病、癌症之外，威胁男性健康的第三大杀手。在中国，男科疾病发病率已高达 51%。关注男性健康，发展男科事业，是医学全面发展的需求，也是健康中国建设的重要组成部分。

阴茎剖析

阴茎，是性行为的器官，也是排泄尿液和精液的通道。不言而喻，它也是男性特征的重要标志。但是，却不是所有男性都对它的解剖结构真的了解。

阴茎为圆柱状，由 2 条阴茎海绵体和 1 条尿道海绵体组成。阴茎分为头部、体部和根部。阴茎由外到内依次为：皮肤、阴茎浅筋膜、阴茎深筋膜、白膜。阴茎的供血主要来自阴茎背动脉和阴茎深动脉。人类对阴茎勃起机制的认识经历了漫长的过程。目前认为，阴茎勃起从本质上来说是一系列的神经血管活动集中于阴茎这个特殊器官的结果，生理性勃起的基本条件包括完整的神经传导通路、健全的阴茎组织结构以及充足的动脉充盈压，三者缺一不可。

阴茎勃起的过程

所谓男女之情，或爱情，或激情，所谓男女之爱，或真爱，或情爱，不同之处在于：一个走心，一个走肾。性与爱，情与欲，如果非要分个先后顺序的话，究竟应该把哪一个放在首位呢？

在这里，可以告诉大家的是，先心动，才会有行动。男性阴茎勃起只是结果，在此之前要经历一段复杂的心理到生理的过程。首先是性刺激，人的视觉、听觉、触觉这些器官，接受刺激信号；上传至神经中枢，即"心动"，大脑接受刺激信号，分析后产生性冲动；神经传导冲动，产生一氧化氮，阴茎肌肉短时间放松，血管扩张，血流增加，阴茎充血勃起！

性，为生理需要，爱，为感情基本。爱情没有标尺，只要真心相爱，性和爱的先后顺序似乎也没有那么重要。

阴茎勃起功能障碍（ED）的概念

随着生活节奏的加快，各方面压力加重，伴随长期的不良生活方式，越来越多的男性被"不举"所困扰，也就是医生口中的 ED。

ED 学名为阴茎勃起功能障碍，是指男性不能持续获得和维持足够的阴茎勃起以完成满意的性生活。ED 是男性最常见的性功能障碍之一，同时也是一种影响身心健康的慢性疾病，不仅影响患者及其伴侣的生活质量，也可能是心血管疾病的早期症状和危险信号。

ED 主要包含以下三个方面的内容：一是性交时不能勃起，或勃起不坚硬，或能插入阴道但不能完成正常的性交；二是性生活时双方不够和谐，满意度不高；三是勃起困难出现时间至少在 3 个月以上，偶尔一次、两次、一周、两周不能算。

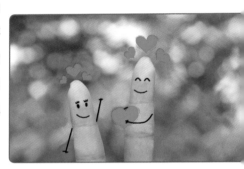

社会在进步，医学在发展，面对 ED，不可讳疾忌医，建议患者放下心理负担，及时就医，早日治疗，方能重获新生。

古代人眼里的 ED

在医学发达的今天，你可能难以想象，在很长一段时间里，医疗依靠的是对神学的信仰，他们认为"神赐疾病"，其中自然也包括 ED。

在文艺复兴前，被西方尊称为"医学之父"的希波克拉底提出，勃起是由气体产生，并且是"元气"流进阴茎，4 种元素（土、气、火及水）或 4 种体液（血、黏液、黄胆汁和黑胆汁）之间的平衡关系破坏，就会引起 ED。

文艺复兴时期，这些传统的理论模式受到了达芬奇的挑战，他观察到人在处以绞刑时，常常有反射性阴茎勃起，他将这些人的阴茎切下，发现阴茎充满血液而不是空气。此后，很多理论都用来解释发生在勃起和疲软时的血流动力学因素。

比起血流动力学，更有争议的是它的解剖学机制：动脉膨胀、闸门理论、动静脉分流等。随着对勃起生理和 ED 病理生理学的认识不断加深，其诊断和治疗方法也发生了很大的变化。

ED 的流行病学

ED 是成年男性的常见病和多发病。美国马萨诸塞州男性老龄化研究（MMAS）发现，随机挑选的波士顿 11 个社区共 1290 名 40~70 岁白人男性中，ED 总患病率为 52%。其中，轻、中、重度 ED 患病率分别为 17.2%、25.2%、9.6%。随后的平均 8.8 年的随访研究发现，ED 的每 1000 人的年发病数为 25.9 例，其中 40~49 岁、50~59 岁、60~69 岁的每 1000 人的年发病数分别为 12.4 例、29.8 例、46.4 例。

ED 在我国也有较高的患病率。采用《中国人勃起功能指数问卷》作为调查问卷，北京、重庆、广州 3 个地区城镇成年男性 ED 总患病率为 26.1%，其中 40 岁及以上人群的患病率为 40.2%。采用《勃起功能国际问卷 -5（IIEF-5）》作为主要调查工具，发现山东省、北京市成年男性 ED 的总患病率分别为 25.8% 和 39.1%，40 岁及以上人群的患病率分别为 33.8% 和 54.5%。我们需要了解的是，随着身体的老化，出现 ED 很正常，它就像高血压、糖尿病等慢性病一样普遍。既然它就是一种普通的病，为何要觉得羞耻？大大方方治疗才是正道。

ED 的危险因素

很多人都认为 ED 是中老年男性才会得的病。没错，年龄是不可忽略的危险因素。国内一项 ED 患病情况调查结果显示，ED 患病率随年龄增加而升高，各年龄组 ED 患病情况分别为：< 30 岁，7.3%；30~40 岁，9.4%；40~50 岁，

32.0%；50~60 岁，51.1%；60~70 岁，66.8%；＞ 70 岁，79.8%。

除了年龄，ED 的危险因素还包括肥胖、糖尿病、血脂异常、代谢综合征、心脏疾病、吸烟、心理问题等。

由于生活节奏的加快，各方面压力不断加重。运动少、饮食不健康、睡眠不佳、经常熬夜、焦虑、紧张等，已经成为上班族的"标签"。这也使得越来越多的中青年男性开始有这种"难言之隐"。

国内一项针对 22~50 岁男性心理健康与 ED 关系的研究结果显示，伴有抑郁、焦虑者，总的 ED 发生率较高。抑郁者和没有抑郁者，ED 患病率分别为69.7% 和 57.8%；焦虑者和没有焦虑者，ED 患病率分别为 81.1% 和 57.0%。

因此，要注重危险因素的自我管理。

ED 的常见病因

俗话说，要做就做真男人、好男人，可是很多正值壮年的男性却被勃起功能障碍带走了应该有的"霸气"。尽管 ED 不是一种危及生命的疾病，但它影响着患者的生活质量、性伴侣的关系、家庭的稳定，同时也是许多其他疾病的早期预警信号。

ED 的常见病因有：

血管性：高血压、冠状动脉病、周围血管疾病、糖尿病，高脂血症等。

神经性：帕金森病、多发性硬化、中枢神经系统肿瘤等。

解剖或结构性：尿道下裂、阴茎硬结症等。

内分泌性：性腺功能减退症、甲状腺功能亢进或减退等。

药物诱导性：噻嗪利尿剂、选择性 5- 羟色胺再摄取抑制剂、三环类抗抑郁药、酒精饮料、海洛因、大麻等。

精神心理性：性伴侣相关的、精神分裂症等。

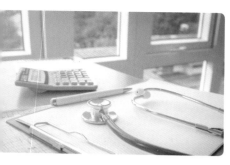

创伤性：骨盆外伤、阴茎折断等。

根据上述原因，ED 常被分为器质性、心理性和混合性三大类，且大多数为混合性 ED。

作为患者，要积极配合查明病因，方能早日病除。

ED 的主要治疗方法

从古到今，ED 一直困扰着广大男性同胞。科学家们不断尝试，艰难前行，让"性"不再难。

ED 的治疗方法大致分为三类：

一、基础治疗

良好的生活方式：适量运动、合理膳食、戒烟、良好睡眠、控制体重等。

基础疾病的治疗：控制血压、血糖等。

心理疏导：增强自信心、自尊心，帮助伴侣双方进行有效沟通。

性生活指导：调动对性生活的兴趣，调整性生活频率，学习性生活技巧等。

二、口服药物治疗

PDE5 抑制剂已经是 ED 的一线治疗药物，分为短效按需服用（西地那非、伐地那非）、长效按需服用（他达拉非）、每日服用（他达拉非）。

三、物理治疗和手术治疗

包括真空勃起装置、体外低能量冲击波治疗、阴茎假体植入治疗等。

医生会根据每位患者的实际情况，制定出个体化的治疗方案，帮助患者重获"性"福人生。

『男』言之隐，拨开 ED 疑云

『男』言之隐，拨开 ED 疑云

认识 PDE5 抑制剂

PDE5 抑制剂是 ED 的一线治疗药物，并且因其使用方便、安全、有效，也易被多数患者接受。

说起 PDE5 抑制剂，它最早是作为治疗心血管疾病的药物而进入临床研究的。然而，PDE5 抑制剂对心血管疾病的疗效并没有达到预期，研究宣告失败。但是，研究者发现，很多受试者不愿意归还剩下的药物。追查之下，发现这类药物对性生活有改善。获得许可后，研究者开始了 PDE5 抑制剂对 ED 治疗的研究。1998 年，PDE5 抑制剂在美国获得上市许可，开创了 ED 治疗的"春天"，很快风靡全球。

目前，国内常用的 PDE5 抑制剂，分为短效按需服用（西地那非、伐地那非）、长效按需服用（他达拉非）、每日服用（他达拉非）。按需服用，可帮助响应性刺激，完成性生活。每日服用，能让患者摆脱时间限制，无需计划，回到没有 ED 的状态，尤其适合怕计划赶不上变化的白领人群，也适合有一定性生活频率的人群。

ED 的治疗原则和目标

ED 是一种同时影响生理和心理的疾病，其治疗需综合考虑教育程度、社会背景、家庭状况等社会因素，以及疗效、安全性、费用、患者及配偶的偏好等。

治疗原则是，通过个体化的综合治疗，部分患者可以治愈，获得满意的性生活。

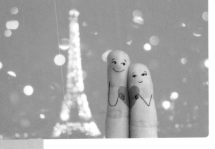

高品质的性生活是夫妻感情生活的调和剂。性爱的自信心，自然坚挺的勃起，成功的性交，是男人的满意；而性需求被满足，获得充分的性体验，也是女人的满足。双方自然而然的性爱体验，双方都满意的性生活，是治疗的最终目标。

2

　　人的一生在奋斗中成长，人的"性"福在追求中获得。人生"性"福的起点从两颗生命的种子相聚开始，在人生的不同阶段，随着人体的不断成长，追求也在不断变化，"性"福的生活可能出现起伏。在胎儿、幼儿期男性与女性的发育特点可明显辨别出来，这个时期器官的细小变化会对以后的"性"福生活产生不同的影响。比如隐睾，幼儿期如果没有发现阴囊是空虚的，错过了最佳治疗年龄，成年后就可能出现生精功能异常。腮腺炎容易并发睾丸炎，少儿时期容易发生，如果没有及时预防和治疗，那么以后可以引起睾丸萎缩甚至出现无精。青年时期器官已发育成熟，但有些组织结构会存在发育不全或结构异常，精索静脉瓣膜发育异常，可引起精索静脉曲张，有些会出现少弱精子症。中年男性，各种组织器官功能处于旺盛阶段，要想保持良好的功能状态，就要及时发现细微的功能变化，避免进一步损坏全身其他器官。男性勃起功能障碍有可能是全身疾病的早期表现，研究证实它是男性健康的风向标。老年时期器官开始老化，功能开始下降，男性睾丸功能下降就会出现男性的更年期表现——迟发性性腺功能减退，如何面对老年阶段身体变化，推迟或减少器官功能下降造成的影响，是进入老年的男性应该密切注意的问题。了解不同时期男人的发育特点、心理变化规律，可以减少不利因素对"性"福生活的影响，实现更长久、更美好"性"福生活的梦想。

——张祥生

知"男"而行，
探寻"性"福人生

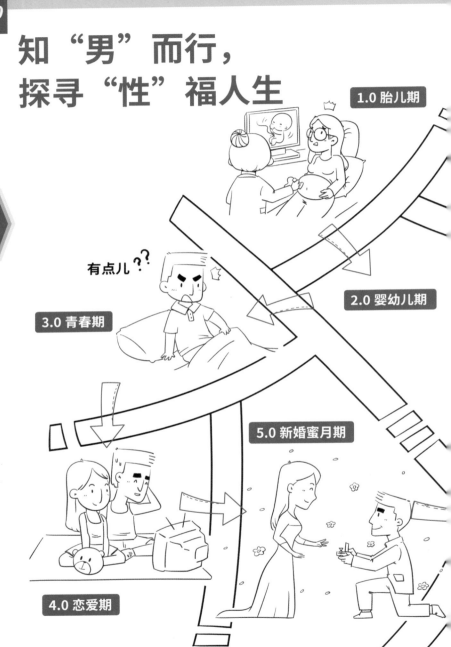

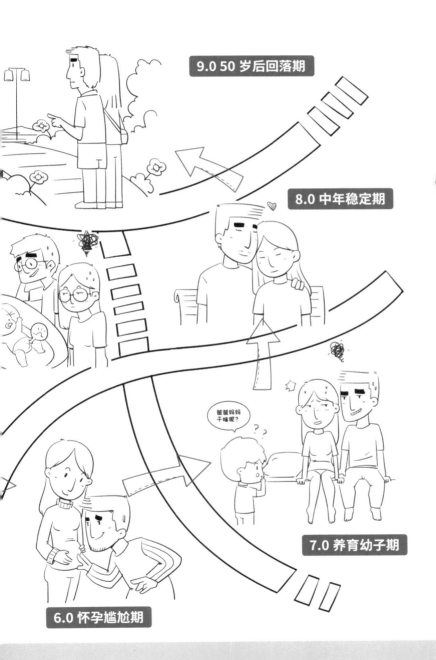

1.0 胎儿期

今天妈妈去医院，照了彩超，意外看到了我的"不雅照"，妈妈羞得脸都红了。

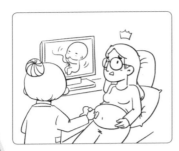

医学知识

胎儿在母亲肚子里会出现自慰勃起，但此"自慰"非彼"自慰"哦，甚至可以认为，胎儿的这种行为与他们吮吸手指头啃小脚丫没有什么区别，只是单纯的出于好奇或者寻求愉快的目的。

2.0 婴幼儿期

历经 10 个月，终于与爸爸妈妈正式相见了，小 JJ 好像也很开心，经常"硬起来"跟他们打招呼呢。

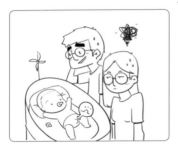

医学知识

婴幼儿时期，刺激男孩子的敏感部位时，阴茎海绵体充血，会出现勃起；男孩子想排尿的时候，也会出现勃起，这些都属于正常的生理现象。

3.0 青春期

转眼间我都 16 岁了，已经是个高中生了，身体似乎有了些不一样。这时候的我，对"性"的认知有点儿懵懂、有点儿好奇、又有点儿向往。

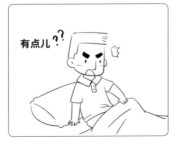

医学知识

阴茎、睾丸逐渐发育成熟。有时候看到或想象一些特定的画面，阴茎会不自觉地勃起。夜间勃起变得频繁，青少年期，每晚会有 4~6 次，每次 20~40 分钟的勃起。晨勃是夜间勃起的一种，清晨 4~7 点，阴茎会自然勃起，不以意识为转移，称为"晨勃"。

4.0 恋爱期

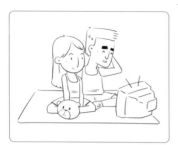

　　大学毕业，我考取了一所不错的大学，交往了一个不错的对象。毕业后，我们激动而又紧张地开始了一段甜蜜同居时光。

医学知识

　　性爱初体验，缺乏性知识，过分兴奋、激动、紧张，可能造成暂时的 ED。

5.0 新婚蜜月期

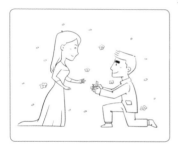

　　情人节那天，我向她求婚了，没多久我们组建了自己的小家庭。我们牵手散步，我们相拥而眠，决定从此相伴一生。

医学知识

　　性生活频次高，和伴侣的感情升温。

6.0 怀孕尴尬期

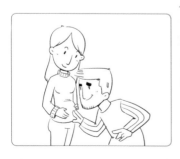

　　一年后，生日那天，妻子告诉我她怀孕了，我欣喜若狂，又有点手足无措，不得已暂时与性生活"告别"。

医学知识

　　暂时告别了性生活。

7.0 养育幼子期

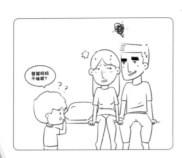

　　孩子的出生，让我突然明白了为人父母的责任与担当。二人世界变成了三口之家，做什么都要顾及孩子的存在。

医学知识

　　二人世界被打破，想过亲密的性生活，但是时间和精力均有限。

8.0 中年稳定期

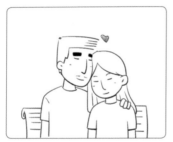

　　慢慢地，孩子长大了，不再需要我们的保护，有了自己的朋友、自己的生活，而我们也逐渐恢复了隐藏危机的"性"福二人世界。

医学知识

　　性生活逐渐趋于稳定，双方更希望完美、和谐、放松的性爱。但是，40 岁后是 ED 的高发期，性生活质量可能亮黄灯。

9.0 50 岁后回落期

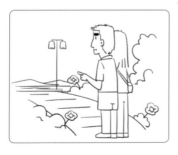

　　年过半百，身体已大不如前，时不时还要与老伴拌上几句嘴。所幸，我们依旧心里有着彼此，依旧是当初那对吵不散的老夫老妻。

医学知识

　　随着男性性功能、女性卵巢功能的衰退，性激素分泌下降，性交流减少，感情受到影响。

3

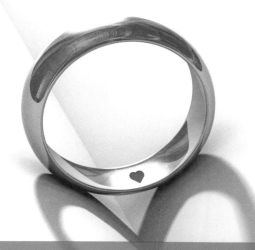

　　我国人民深谙家和万事兴的和合之道，而夫妻关系就是家的核心。作为家庭半边天的中国女性已经走到了时代舞台的中央，她们情感独立，经济独立，人格独立。独立的女性既要自由的爱情，也要和谐的性生活。性生活美满，则家和；性生活不如意，则家衰。我国相关研究显示婚姻生活破裂的最主要原因就是感情不和，而超过九成女性认为性生活在亲密关系中非常重要。有一种美满叫做浑然天成，两性生活追求的又何尝不是这样的关系。然而生活中不如意十之八九，总会有因伴侣问题而导致性生活不顺利的时候，这时候请女性朋友伸出援手拉住爱人，如伴侣有 ED 困扰，要从情感上给予信心，陪伴他积极寻求正规的诊断和治疗。相濡以沫，共克"男"题。

——宋涛

患"男"与共，回归自然性爱

夫妻关系是一个家庭的核心关系，也是家庭矛盾集中爆发并难以调和的一大因素。

如何才能构建良好的夫妻关系，从而使得整个家庭和睦共处呢？夫妻相处之道，离不开"体谅"二字，同富贵，更要共患难。面对一方出现"男"题时，质疑、抱怨无疑是一把利剑，而相应的理解、陪伴，才能一起携手共度"男"关，重获"性"福生活。

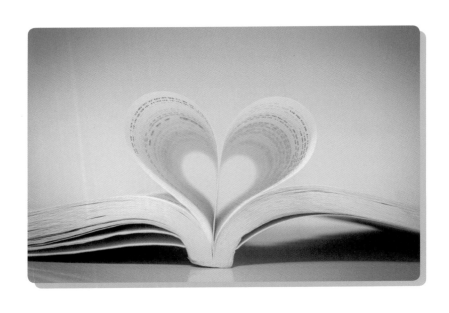

性生活是亲密关系的"调和剂"

女人的心思，男人先别猜。到底能不能给她幸福，你应该心里有点数！

感情不和是离婚的重要原因——2018年离婚大数据显示，77.51%的夫妻因感情不和向法院申请解除婚姻关系，73.40%的离婚诉求是由女性提出的。

性生活不和会影响感情生活——2016年发布的《中国女性"性"福指数调查报告》显示：近4成被访女性认为丈夫或性伴侣的性功能状态不太理想。2016年《中国女性"性"福白皮书》显示：超过九成的女性认为，性生活在亲密关系中非常重要。

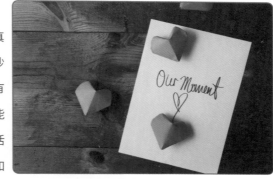

看到这些数据，也真应了那句老话："床头吵架床尾和"，感情中没有什么矛盾是夫妻之间不能解决的！高品质的性生活是夫妻感情生活的"调和剂"。双方自然而然的性爱体验，是我们"性"福生活的最终目标。

追求自然而然的性爱体验

"按计划进行"已经成为人人默认的规则，工作计划、年度计划、支出计划、生育计划……那你有没有想过，性生活，是不是也要按计划进行？

调查研究显示，超过50%的夫妇更倾向于自发的、非计划的性生活。如：妻子向丈夫表达柔情后就可以开始男女双方的抚摸和拥抱等亲近行为，得到情感和欲望上的满足；又如：浪漫的氛围之下，情到深处，自然而然发生肢体接触。

对男人而言，性爱的自信心，自然坚挺的勃起，成功的性交，是生殖器官的直接碰触，偏重在生理上的满足；而对于女人，性需求可以及时被满足，获得充分的性体验，偏重在情感上的释放。

性自信、性自由，双方自然而然的性爱体验以及满意的性生活，是 ED 患者治疗的最终目标。

伴侣是 ED 治疗的助力

美国性学家海伦·嘉普兰说："互不沟通而渴望恩爱的夫妻，就像是蒙上眼睛学射击。双方都尊重对方的意思，并且愿意共同实现这些意愿。这种气氛对于性生活本身，以及性生活之外的整个夫妻关系都是大有好处的。"

当丈夫受 ED 困扰时，妻子的态度应该如何呢？调查发现，部分妻子出于善意考虑，往往会选择沉默，但这样反而会让丈夫产生"危机感"。ED 有别于其他疾病，因为性爱不能独享，它需要照顾另一半的需求。面对疾病问题，妻子应从精神上安慰丈夫，帮助他树立治疗信心，积极鼓励并陪同丈夫寻求正规的诊断和治疗，而不是选择回避，更不是责怪丈夫，冷言冷语地伤害。

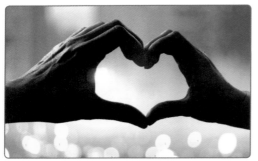

事实证明，男性非常需要自己的性能力获得肯定，而伴侣的赞赏无疑就是最好的"强心剂"。

ED 治疗是两个人的事

性生活是夫妻两个人参与的事，如果性生活缺失，或性爱不和谐，而男方又躲躲闪闪的样子，就会使妻子产生负面情绪，有时候还会严重到闹离婚的地步。因此，得了 ED 的患者，最好不要隐瞒妻子。

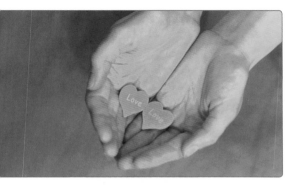

对于 ED 患者，建议你勇于向妻子"告白"，取得理解，并请妻子参与治疗。实际上，妻子的想法、态度、行为都会给 ED 患者带来举足轻重的影响。来自北京协和医院泌尿外科的一项研究结果显示，配偶参与治疗的 ED 患者，他们的勃起功能专项评分、ED 治疗满意度、自尊心、总体关系满意度、性关系满意度评分，均优于没有配偶参与的患者。

相互陪伴、相互理解，才是最长情的告白。

接受性生活指导

性生活指导也是 ED 治疗的重要组成部分。首先，应该让 ED 患者理解，性生活是生活质量的重要组成部分，并需要和伴侣共同面对这一问题；第二，适当调动患者及其伴侣对性生活的兴趣，并鼓励他们在心理或药物等治疗下，保持一定的性生活频率，逐步学习性生活的技巧；第三，性生活频率方面，老年患者根据身体健康状况可以每月有 1~4 次性生活，青壮年可根据自身和伴侣状况每周 2~6 次；当然，如果有心血管疾病的患者，应遵循医生的指导。

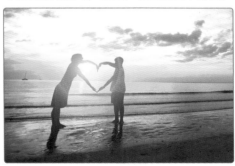

患『男』与共，回归自然性爱

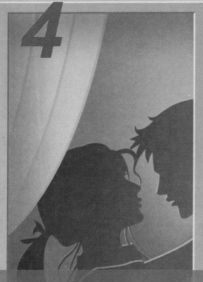
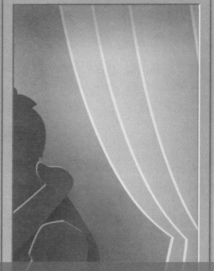

阴茎勃起功能障碍（ED）不仅是男性自己的问题，也是影响女性的问题。这不仅包括男性性功能的逐渐减退和对双方性生活质量的影响，还包括男性及其性伴侣的心理健康和对双方亲密关系的不良影响，以及整体生活质量的下降，甚至影响到生育。目前社会上对 ED 认识仍不充分，在网络中充斥着各种谣言和误区，说到底还是因为在我国适龄人群中，性知识缺乏和性压抑普遍存在造成的。由于受传统思想的影响，当发达国家已经坦然进行性教育的时候，我国的性教育进展却非常迟缓。在中国社会，性知识没有很好地普及，这使得很多男性在出现 ED 问题之后，无从下手，而女性面对这类问题时往往选择回避或埋怨，其实，ED 这一特殊性质的疾病更需要男女携手面对，共同学习如何发现它，了解它的危害，从过去模糊的错误认识中走出来，明确这种疾病可防可治。

——戴继灿

疑"男"杂症，掌握正确信息

近年来，网络对我们的影响越来越深，汲取知识、充值购物，生活的方方面面似乎都因为网络而变得快捷、高效。于是，面对难以启齿的健康问题，不少患者也选择自行上网查询，与此同时不少非正规商家，钻起了空子，打起了各式小广告，花式席卷患者视野。

网络上的东西我们绝对不能照单全收，很多疾病防治知识来源不明，真假难辨。这一章节，我们将通过 ED 相关的常见问答，解除"男"题疑惑，灌输正确信息。

ED 是男人单方面的问题吗?

ED 是一个人的问题，却是两个人的幸福。对 ED 患者的影响：自尊和性自信降低，影响心理和生活质量；对伴侣的影响：性期望、性激动和性高潮下降，性生活满意度下降；对夫妻双方的影响：情感困扰，影响夫妻关系，亲密情感减退。

由此可见，ED 不是男性单方面的事情，而是需要伴侣双方共同面对的问题，性生活在亲密关系中很重要。此外，如果男性患有 ED，伴侣的态度对患者的就医和治疗效果有着很大影响。

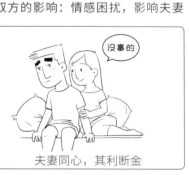

夫妻同心，其利断金

伴侣双方同治 ED，才能唤醒沉睡的"性"福。

偶尔的性生活失败就是 ED 吗？

部分男性偶有一次性生活完成得不好，便开始紧张焦虑，怀疑自己患上 ED。那偶尔的性生活失败到底是不是 ED 呢？

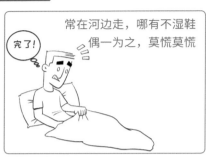

其实正常男性，在工作、生活节奏紧张，心情、身体状态比较差的情况下，偶尔一两次性生活的失败，是正常现象，不要增加自身心理负担。保持良好的心态，平时可以通过运动、倾诉缓解压力；若自己难以舒缓，可以寻求专业的心理疏导减轻压力，放松心情。

若出现疑似症状，切莫自行诊断，寻求专业帮助才是正确途径。

ED 会造成不育吗？

你遭遇过花式催生吗？最为常见的说辞，无非"不孝有三，无后为大"。

ED 和不育都是难以启齿的"男"题。40 岁以上男性，每 5 个人中就有 2 个 ED 患者。世界卫生组织（WHO）调查显示，约有 15% 育龄夫妇存在不育问题，而发展中国家某些地区可高达 30%，男女双方原因各占 50%。

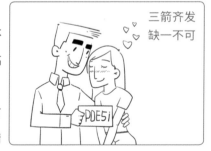

那么，ED 会引起不育吗？——有影响！生育必备条件包括：畅通输精管、优质精子和良好性能力。所以，即使在输精管和精子质量都没有问题的情况下，ED 患者依然可能会因为无法顺利完成性生活而导致不育的发生。

如果明确是由于 ED 引起的不育，可以在医生的指导下进行治疗。PDE5

抑制剂是 ED 治疗的一线用药，可以帮助绝大部分患者回到没有 ED 的状态。

酒能助"性"吗？

我们常说酒能助兴，是在于酒精可以起到助性和激发情欲的辅助作用，它可以刺激饮者的兴奋点，提高兴致，进而活化酒场气氛，显得热闹融洽。至于情欲高涨、难以自制，则并非酒精的直接作用，而是由于大脑皮质受到酒精的麻痹后，放松了对性行为的控制能力，给人以"胆量"。

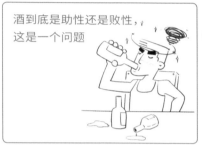

酒到底是助性还是败性，这是一个问题

那么酒精对性功能究竟有没有影响？一些人习惯酒后房事，有人甚至以为酒后过性生活会"提高质量"。其实长期大量饮酒，酒精作为中枢神经系统的抑制剂，会造成下丘脑 - 垂体 - 性腺调节障碍，从而导致 ED。在酒精中毒的男性患者中，1/3 以上可以见到 ED。

俗话说得好，小酌怡情，大酌伤身！

何谓"金枪不倒"？

男人在面对自己心爱的女人时，总想展现自己的威猛雄风，希望自己可以"金枪不倒"，但这并不是一件值得骄傲的事哦。

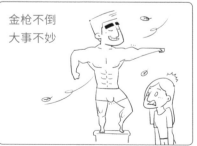

金枪不倒
大事不妙

何谓"金枪不倒"？即阴茎异常勃起，是指与性欲和性刺激无关的、持续 4 小时以上的阴茎持续勃起状态，是泌尿男科急症之一，主要原因有白血病、脂肪栓塞、转移癌、会阴部创伤等，使用某些药物（例如：氯丙嗪、氯氮平）也可能引起阴茎异常勃起。

此外，一些高血压、心脏病、肺气肿的患者，在病情加重时，阴茎会频繁发生勃起，这是对机体缺氧的一种警示。因此，如果此类患者阴茎出现持续勃起，表示病情加重，需及时就医。

不能吃药，是药三分毒对吗？

说起药，大家普遍有种"是药三分毒"的意识。在很多人的观念中，西药多少都有副作用。

PDE5 抑制剂是 ED 治疗的一线用药，分按需服用剂型和每日服用剂型。PDE5 抑制剂不是"春药"，并非通过催情作用产生效果，而是需要在一定性刺激下才会勃起。而且，PDE5 抑制剂不会上瘾，临床研究中也没有发现 PDE5 抑制剂会对性激素水平产生影响。

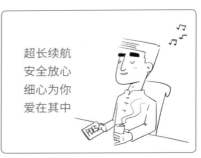

超长续航
安全放心
细心为你
爱在其中

在专科医生的指导下，正确使用，把握好适应证，是安全有效服用 PDE5 抑制剂的前提。

ED 就是肾虚吗？

ED 和肾虚有关系。但是，不代表 ED 都是由肾虚引起的。

按照中医学理念，ED 的基本病因包括肝郁、肾虚、湿热、血瘀。其中，肝郁是主要病理特点，湿热是疾病的起始，肾虚是主要病理趋势，血瘀是最终病理结局，四者有机联系，互为因果，共同作用。

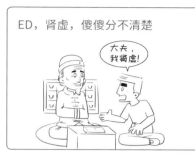

ED 的中医临床证型较多，有肝肾阴虚、心脾两虚、惊恐伤肾、肾虚血瘀、肝郁肾虚等。根据不同的临床证型，有不同的治疗方案。

因此，若选择中医就诊，切记由正规医院查明病因，切莫自行用药，反而得不偿失。

雄激素（睾酮）效果如何？

在治疗过程中，人们认为雄激素对维持性欲有着必不可少的作用，因此雄激素（睾酮）曾作为"返老还童"的药物而风靡一时。有人觉得雄激素（睾酮）是"灵丹妙药"，从而盲目滥用，结果病情非但没有好转，反而加重。

ED 的病因有很多种，能否使用雄激素（睾酮）治疗，要听医生的。这里需要强调，睾酮治疗仅限性腺功能减退的 ED 患者，而性腺功能正常者使用雄激素（睾酮），反而会引起代谢异常。PDE5 抑制剂才是 ED 治疗的一

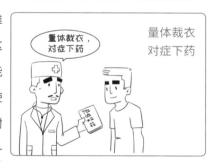

线用药，按需服用（他达拉非，西地那非等），可以帮助勃起，解决需求；每日服用（他达拉非），让人摆脱计划的束缚，性生活再也不用挑时间，让男人恢复状态，重拾"性"福人生。

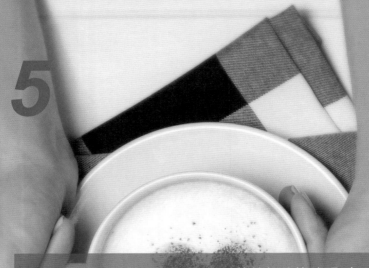

5

　　虽说 40 岁及以上男性的阴茎勃起功能障碍（ED）患病率高，但年轻男性一样会有 ED 困扰，而 ED 对年轻男性的家庭稳定和精神健康造成的影响可能更大。吸烟、肥胖、压力，是压在现代年轻人身上的三座大山，这三座大山不仅和一些熟知的慢性病，如高血压、糖尿病、高血脂相关，也和 ED 密切相关。

　　对勃起功能，大量吸烟可造成急性损伤，长期吸烟可造成慢性损伤，最终都会发展为 ED。肥胖可降低与勃起功能相关的性激素水平，从而影响勃起功能。现代男性常因工作、生活、心理等各种压力，出现身体劳累、精神紧张、焦虑抑郁等，这些都可能会导致一时的性生活不和谐，如果未能及时诊治，很可能会进一步加重 ED 及不良情绪，进入恶性循环。因此无论年老年少，一旦勃起功能不如以前，就该及时诊治，防患未然。除了心理疏导和解压、养成健康的生活方式、适当的运动锻炼外，选择合适的药物，有助于实现随"性"所欲，自然而然的性生活。

——周辉良

一言"男"尽，
关爱年轻族群

现代社会不规律的生活节奏、不均衡的饮食结构，吸烟等，似乎是当代白领族的"标签"，殊不知，这些都是 ED 的高危因素。北京市社区已婚男性勃起功能障碍患病情况调查结果显示，< 30 岁男性的 ED 患病率为 7.3%。

当代青年，正处在整个人生的上升期，白天要面对职场压力，夜晚还要面对健康"男"题。他们应当如何摆脱束缚，直面幸福人生？

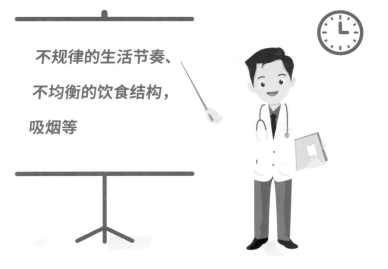

不规律的生活节奏、

不均衡的饮食结构，

吸烟等

吸烟和 ED

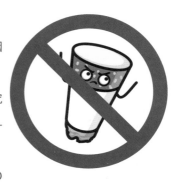

众所周知，吸烟有害健康。但是，吸烟会引起 ED，这并非人尽皆知。

美国马萨诸塞州男性老龄化研究（MMAS）结果显示，吸烟几乎使发生中 - 重度 ED 的可能性加倍（24% 比 14%）。国内研究显示，吸烟量每天＞ 20 支，ED 发生率为 42.3%，吸烟时间大于 20 年，ED 发生率为 44.6%，而不吸烟者的 ED 发生率为 27.8%。

吸烟造成 ED 的机制主要有两方面：①急性损害：尼古丁直接刺激交感神经，产生很多肾上腺素与去甲肾上腺素，这两种物质会让阴茎海绵体内的平滑肌收缩，导致阴茎无法充血；②慢性损伤：对阴茎血液供应、阴茎神经控制、阴茎勃起所需性激素水平存在不利影响。

由此看来，想要长期保持良好的勃起功能，还是趁早戒烟为好。

肥胖和 ED

随着人们生活水平的提高，肥胖人群越来越庞大。WHO 的标准中，男性腰围≥ 102cm，或腰围 / 臀围＞ 1.0，为中心性肥胖（或腹型肥胖）。可以说，那些有啤酒肚的男性大部分达到了中心性肥胖的程度。

肥胖是 ED 的危险因素。国外有研究显示，中心性肥胖可导致男性总睾酮、游离睾酮、性激素结合蛋白水平明显降低，出现性腺机能减退，影响勃起功能。国内也有研究显示，20~35 岁的青年 ED 患者，他们的体重、BMI、腰围均显著高于非 ED 组。

减肥乃终身大计，健康饮食、加强锻炼，才能更好地避免 ED 的发生。

心理因素和 ED

ED 分为器质性、心理性和混合性。部分患者，尤其是较年轻的患者，主要是心理性因素。心理性因素主要包括：①普通型，例如性亲密关系紊乱；②境遇型，例如性伴侣相关的问题、情绪低落；③精神疾病。

心理因素（境遇型）导致的ED 如何解决？首先，加强伴侣间的沟通，取得伴侣的理解、支持很重要。切记 ED 不是一个人的事，是两个人的事；第二，配合药物治疗，PDE5 抑制剂是治疗ED 的一线药物，分按需服用剂型和每日服用剂型，可以帮助绝大部分患者回到没有 ED 的日子。

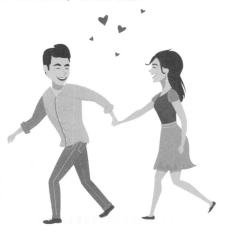

一言『男』尽，关爱年轻族群

抑郁和 ED

2019 年，韩国娱乐圈仿佛被魔咒笼罩。短短 50 天，先后 3 名年轻演员因抑郁症离世。由此，抑郁症再一次走入大家的视野。

抑郁症已经逐渐被人们所熟悉。抑郁，也是心理性 ED 的重要因素。国内一项多中心研究结果显示，伴有抑郁的患者，他们的性反应周期各环节均表现出功能下降，包括性渴望障碍、ED、高潮抑制、性关系满足感下降。

需要注意的是，抑郁治疗可以一定程度上改善 ED，但是抗抑郁药本身也可能会引起 ED。因此，请在医生的指导下进行治疗。

保持良好的心态，必要时寻求精神科医生的帮助，接受心理咨询、心理治疗，有助于性功能的恢复。

心理疏导

ED 患者很容易出现幸福感降低，自信心和自尊心的下降等心理问题。心理疏导有助于 ED 的治疗。心理疏导包括 5 个方面：①让患者正确认识 ED 及其发生的原因；②积极帮助患者寻找导致 ED 的诱因和危险因素；③改善或消除焦虑、抑郁等因素，避免过度关注疾病，转移注意力；④帮助患者夫妻进行有效沟通；⑤树立夫妻双方信心，学习性技巧，鼓励多尝试。心理疏导的具体方法有：呼吸放松法、想象放松法、合理情绪法、认知行为矫正等。

心病还须心药医！

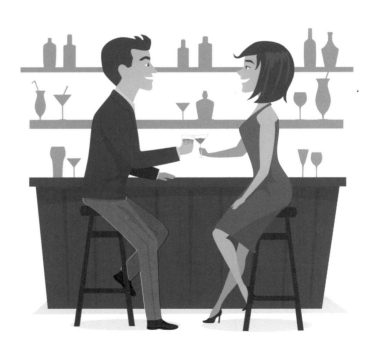

健康的生活方式

适量运动、合理膳食、控制体重、戒烟、戒酒，良好的生活方式对整体健康有益，也对改善勃起功能具有重要意义。

①远离烟、酒：别忘了，吸烟、饮酒都是 ED 的危险因素；②选对食物：以水果、蔬菜、坚果、五谷杂粮、鱼、橄榄油为主；③减肥别犹豫：肥胖也是 ED 的危险因素，有"啤酒肚"的男性，更要警惕；④保持良好的心态：正确认识疾病，增强自信心，如有明显的焦虑、抑郁等症状，可寻求心理治疗；⑤情调不可缺：高质量的性生活就像是生活的调味品。当性生活出现问题时，伴侣双方共同面对，一定能克服困难，找回往日的幸福。

性生活要"摆脱计划"

现代社会中，你是否已经习惯了按计划进行，从学习、工作，到结婚、生子。那你有没有想过，如果性生活也按计划进行会怎样？

第一，为了性而性，压力大：有限的时间、规划性活动可引发患者、伴侣的焦虑，使性生活成为一种压力事件。第二，安全性顾虑多：大多数治疗ED 的药物与饮酒、高脂饮食以及其他疾病用药冲突，很容易让患者产生怕麻烦的倦怠心理，对性生活产生抵触。第三，万事俱备，临时有事：服用药物后没有及时进行

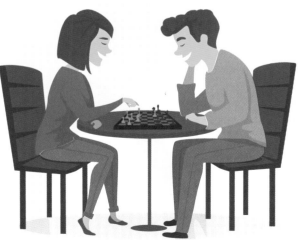

性生活，没有控制饮食、饮酒，感觉来了但性能力不在线。

PDE5 抑制剂是 ED 的一线治疗药物，可以让患者回到没有 ED 的状态。按需服用，可以帮助患者响应性刺激，顺利完成性生活。而针对那些怕计划赶不上变化的白领，或者有一定性生活频率的人群，每日服用能让他们摆脱时间的限制，享受更自然而然的性爱体验。

运动和 ED

现代生活中的上班族，办公室里久坐，回家就想躺着，不知不觉，体重越来越高，身体素质却越来越差。我们常说，运动有益健康，其实这健康也包括了性功能。没错，适度的运动也对勃起功能有益。

在所有的锻炼方式中，游泳可以全方位地提高身体机能，每周 2~4 次为宜。此外，盆底肌的锻炼也有助于增强性功能。什么是盆底肌？排尿时突然憋尿，帮助你憋尿的肌肉就是盆底肌。盆底肌的锻炼主要包括提肛运动、深蹲等，但是深蹲对膝关节有损伤，练习方法需正确，可请教专业人士。

运动，不仅可以减肥瘦身、减压、改善心肺功能，还有助于性功能的恢复，何乐而不为呢？

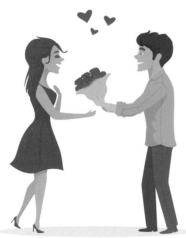

凯格尔运动

盆底肌的锻炼有助于增强性功能。其中，最有用的还数凯格尔运动（骨盆运动）！

1948 年，凯格尔运动由美国的凯格尔医师公布，最初用来帮助产后女性进行盆底肌修复，预防阴道松弛和压力性尿失禁，后来被男科医生发现可以提高男性的性功能，遂将它发扬光大。

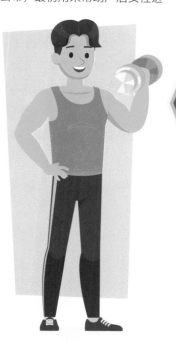

凯格尔运动应有专业指导。凯格尔运动的具体步骤：

1、学会准确找到骨盆盆底肌肉群，简单来说就是帮助你憋尿的肌肉群；

2、仰卧位，双腿屈曲；

3、用力提肛，收缩盆底肌肉群 5 秒，然后放松 10 秒；连续 10 次为一组，每天做 4 组；

4、运动一段时间后，可以调整为收缩盆底肌肉群 10 秒，然后放松 10 秒。

总体来说，效果因人而异。对大多数进行凯格尔运动的男性来说，3 个月左右可感受到效果。

6

　　良性前列腺增生（BPH）和阴茎勃起功能障碍（ED）是两种常见的、好发于老年男性的疾病，严重地影响到老年男同胞的生活质量。子曰："五十知天命"，而对男性来说："50岁还是男人生殖健康的分水岭"。因为男人年满50岁以后就要面对左右两大"男题"：BPH和ED。

　　BPH作为一种临床缓慢进展的、发生于前列腺的良性疾病，其进行性排尿困难症状（国际上称之为下尿路症状，简称LUTS）会随着患者年龄的增加而加重，并会持续进展，甚至出现相应的并发症。BPH常见的早期症状有尿频、尿急、尿不尽、夜尿；若夜尿频繁，可致患者睡眠障碍，从而影响到患者的生活质量。后期加重可出现排尿费力、排尿困难、尿潴留等，严重者继发膀胱结石、血尿；甚至可造成肾积水，从而威胁到患者生命。

　　近来研究发现，BPH与ED常伴随发生，两者具有共同的危险因素和共通的发病机制。在具有中重度排尿障碍症状的BPH患者中，有60%~80%的患者伴有ED。BPH影响男性对外社交，ED影响男性对内生活，这两种常见疾病无疑是男性幸福生活的枷锁。对于BPH合并ED的患者，临床上可能会采用α-受体阻滞剂、PDE5抑制剂或两者联合进行治疗。其中，PDE5抑制剂在治疗ED的同时，还可以有效改善BPH的下尿路症状，一并解决患者的生理和心理诉求。

——邓军洪

左右为"男"，
兼治两大"男"题

男性人到中年，随之而来的除了工作压力、经济压力、家庭压力，还不得不面对两大"男"题。一是导致不分时间、不分场合尿频、尿急、尿不尽、排尿困难的良性前列腺增生（BPH）；二是影响性生活，挫败性自信，严重时甚至影响夫妻关系、家庭和睦的 ED。不管是哪个来了，都令人苦不堪言，更何况这两者还常常同时出现……

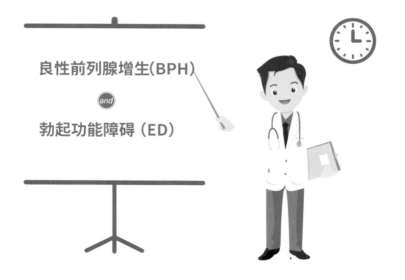

良性前列腺增生(BPH)

and

勃起功能障碍（ED）

什么是 BPH？

良性前列腺增生（BPH）简称前列腺增生，相信大家都不会陌生。BPH 是引起中老年男性排尿障碍原因中，最常见的一种良性疾病。早在 2000 多年前，我国的古代医书上就有记载，将 BPH 称为"癃"。1760 年，摩根首先描述了 BPH，是尿道周围腺体的增生。病理上，前列腺为增生改变，而非肥大，增生本身是良性病变。

BPH 需要两个必要条件：有功能的睾丸，逐渐增长的年龄。国内学者调查了 26 名清朝太监老人，发现 21 人的前列腺已经完全不能触及或明显萎缩。

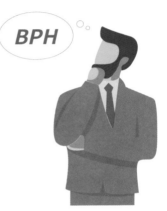

BPH 发病率随年龄的增长而增加，最初通常发生在 40 岁以后，到 60 岁时＞ 50%，80 岁高达 83%。因此，对该病的病因、诊断以及预防，越来越受到人们重视。

BPH 的常见症状

下尿路症状（LUTS）是所有排尿障碍症状的总称，BPH 是中老年男性 LUTS 最常见的病因之一。 BPH 初期一般无明显症状，随着病情的发展，会出现尿频、进行性排尿困难等临床表现。约有 50% 组织学诊断 BPH 的男性有中 - 重度 LUTS。

LUTS 的主要临床表现包括：

储尿期症状：尿频、尿急、尿失禁、夜尿增多等。

排尿期症状：排尿踌躇、排尿困难、间断排尿等。

排尿后症状：排尿不尽、尿后滴沥等。

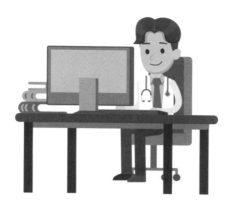

当病情加重到一定程度时，会出现尿潴留，甚至有肾积水、肾功能不全的表现。此外，长期排尿困难导致腹压增高，可引起腹股沟疝、脱肛和内痔。

ED 合并 BPH，祸不单行

ED 和 BPH 都是中老年男性的常见病、多发病。ED 和 BPH 的发病率都是随着年龄的增加而不断升高，两者常"抱团"出现。有研究统计，在 50 岁以上的男性中，BPH 的发病率＞ 50%。而在类似年龄段的男性中，ED 的发病率约 52%。在具有中 - 重度下尿路症状（LUTS）的 BPH 患者中，有 60%~80% 的患者伴有 ED。

由此可见，ED 合并 BPH 的患者不在少数，男性健康问题不容小觑，一旦发现疾病相关症状，请及时就医，进行规律、规范的治疗。

ED 和 BPH 关系密切

为什么有些患者"不举"又"不畅"？这两者之间，到底有着怎样的关系？

1、发病人群重合：ED 和 BPH 的好发人群均为中老年男性，发病率均随着年龄的增长而增加。

2、有相同的危险因素：包括超重／肥胖、糖尿病、血脂异常、代谢综合征、吸烟等。

3、有共同的发病机制：一氧化氮（NO）同时参与了 BPH 和 ED 的发病过程。

4、ED 合并 BPH 的发生率很高：同时有两大"男"题的患者，不仅缺乏良好的夫妻生活，还饱受"不畅"之苦。前面已经说到，我国超过 40 岁人群中 ED 患病率约为四成，而七成以上的 ED 患者合并有 BPH。

5、BPH 的严重程度和 ED 发病率密切相关：BPH 患者中十有七八合并 ED，且 LUTS 越严重，ED 的患病率越高。

6、最后，由于人们对于两种疾病的关系比较陌生，ED 往往被忽略。ED 和 BPH-LUTS，同时治疗、同时管理才能达到双管齐下的效果——显著改善排尿症状，同时又改善勃起功能。

ED 合并 BPH 对日常生活的影响

你以为 ED 合并 BPH 只是个人健康问题吗？并不是！

首先，BPH-LUTS 常给中老年男性出行、社交活动、心理情绪方面带来

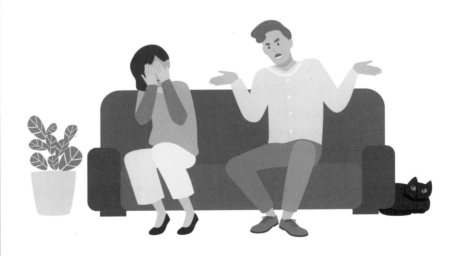

严重的负担，部分患者还会出现抑郁、焦虑等情绪。其次，BPH-LUTS 越严重，ED 的患病率越高。英国一项研究显示，在 45 岁以上的男性 LUTS 患者中，约 90% 的患者认为，LUTS 对性生活有影响，45% 的患者认为 LUTS 毁掉了他们的性生活，而 BPH 是引起 LUTS 最主要的原因之一。更为重要的是，"性"福是两个人的事，ED 合并 BPH-LUTS，会影响夫妻关系，从生活摩擦、注意力不集中、挫败感、逃避伴侣，到自我封闭、抑郁、孤独，甚至闹离婚。

ED 合并 BPH-LUTS，两大"男"题，不仅给中老年男性带来生理和心理、生理和心理的影响，更是对个人和家庭的双重打击。

ED 合并 BPH 的治疗

ED 和 BPH 都是影响中老年男性生活质量的常见病，又常常伴随发生。对于 ED 合并 BPH 的患者，两病共同治疗，共同管理非常重要。

1、戒烟、戒酒，少辛辣饮食，控制液体摄入量。吸烟、饮酒不仅可以加重患者排尿症状，还可以影响患者的勃起功能。辛辣饮食、咖啡等具有刺激和利尿作用，可能加重患者排尿症状，应限制摄入。适当地限制饮水量可以改善患者排尿症状，但每日不应少于 1500ml。

2、注意休息，不要熬夜，保持规律的作息时间。熬夜、作息不规律可能加重患者的排尿症状和勃起功能障碍。

3、遵照医生的嘱咐，坚持长期用药。长期、遵医嘱服药，既能保证疗效，还能保证用药安全。由于 ED 合并 BPH 的发生率很高，且相互促进、相互影响。对于 ED 合并 BPH 的患者，可以选择 PDE5 抑制剂治疗，既能改善勃起功能，还能改善下尿路症状，达到"双管齐下"的效果。

左右为『男』，兼治两大『男』题

用慢病思维看待 ED 合并 BPH

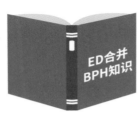

ED合并
BPH知识

　　ED 和 BPH 都属于缓慢进展的疾病，如何才能在这"慢"长的治疗岁月中增强治疗效果，提高生活质量呢？你需要一种科学的方式管理自己。

　　"知己知彼"——学习疾病相关知识，包括健康的生活方式、可能出现的并发症、各种治疗措施的效果、如何减轻心理负担等。

　　"药不能停"——药物治疗是 ED 和 BPH 治疗的重要方式。很多人担心，长期用药是不是会有副作用，从而自行停药。其实，这些药物的长期安全性和耐受性都经历了层层考验。为了避免前功尽弃，还是听医生的话，坚持用药吧！

　　"防患于未然"——在治疗的过程中，定期随访、复查也十分重要。可以了解疾病的进展情况，是否出现并发症，是否有药物相关的副作用，是否需要调整用药等。此外，ED 患者还需注意心血管疾病的评估，BPH 患者注意按时进行前列腺癌的筛查。

　　总之，不论是 ED 还是 BPH 的治疗，都是一场持久战。掌握更多的疾病知识，坚持长期用药，记得定时监测，才能更好地打败"敌人"。

7

　　很多男性在面对"男"题时，往往因为种种原因讳疾忌医。考虑到网络上知识的真假难辨，在这里我们推荐 6 个比较公认的自评方法，建议认真完成，结合评分结果做一个初步判断，然后再到正规医院找有经验的医生进行进一步的咨询或诊治。国际勃起功能问卷 -5（IIEF-5）是一种普遍使用且简单有效的勃起功能障碍（ED）自查筛选工具。阴茎勃起硬度是完成满意性生活的关键因素之一，也是 ED 诊断和治疗的重要评价指标。勃起硬度评估（EHS）是一种经常被用于勃起硬度评价的问卷，具有简单易懂，使用方便的特点。国际前列腺症状评分（IPSS）初始应用于良性前列腺增生（BPH）患者下尿路症状的评估，通过主观记录症状发生的频率来判断疾病的严重程度，而且这个量表具有一定的通用性，比如青年人的前列腺炎、盆腔疼痛综合征等均适合用其评估病况程度。生活质量指数（QOL）评分，顾名思义，用于评价疾病对患者生活质量的影响。此外这里还提供了两个心理健康方面的评分，抑郁自评量表（SDS）和焦虑自评量表（SAS），ED 和 BPH 都会对患者心理造成不良影响，而抑郁和焦虑本身也可能导致 ED 和 / 或下尿路症状，因此，可以尝试通过这两种量表对自己的心理状况做一个判断。需要强调的是，这些量表往往主观性较强，只是做病情的粗略评估而不能揭示病因，其结果的解读一定需要有经验的专科医师，患者不宜自我妄下结论；自测结果并不能预测治疗的难易度，比如重度心理性 ED，尽管评分很低，却容易治愈。

——张炎

排忧解"男"，测试自我能力

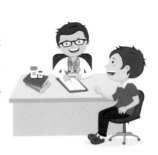

　　碍于情面，多数男性选择回避性健康问题，本章节，我们集合多项自测评分表，供您进行自我检测。我们温馨提示，自测结果若显示患病可能，请及时就医，寻求正规医院专家帮助，重获"性"福人生。

国际勃起功能问卷 -5（IIEF-5）

请根据您过去 6 个月的性生活实际情况回答以下问题，选择适当评分

	0	1	2	3	4	5	得分
1. 对阴茎勃起及维持勃起有多少信心？		很低	低	中等	高	很高	
2. 受到性刺激后有多少次阴茎能够坚挺地插入阴道？	无性生活	几乎没有或完全没有	只有几次	有时或大约一半时候	大多数时候	几乎每次或每次	
3. 性交时有多少次能在进入阴道后保持阴茎勃起？	没有尝试性交	几乎没有或完全没有	只有几次	有时或大约一半时候	大多数时候	几乎每次或每次	
4. 性交时保持勃起的困难？	没有尝试性交	非常困难	很困难	有困难	有点困难	不困难	
5. 尝试性交时是否感到满足？	没有尝试性交	几乎没有或完全没有	只有几次	有时或大约一半时候	大多数时候	几乎每次或每次	
IEF-5 评分：							

一般而言，IIEF-5 评分小于 7 分为重度 ED, 8~11 分为中度 ED, 12~21 分为轻度 ED, 22~25 分为无 ED

中华医学会男科学分会 . 中国男科疾病诊断治疗指南与专家共识（2016 版）. 人民卫生出版社 . 2016.

勃起硬度评估（EHS）

勃起硬度评级			
Ⅰ级	Ⅱ级	Ⅲ级	Ⅳ级
阴茎充血增大，但不能勃起，无法插入	阴茎有轻微勃起，但还未能达到足以插入的程度	阴茎达到足以插入的硬度，但不够坚挺或持久	完全勃起而且很坚挺，也够持久

中华医学会男科学分会.中国男科疾病诊断治疗指南与专家共识（2016 版）.人民卫生出版社.2016.

国际前列腺症状评分（IPSS）

患者姓名：_____ 出生年月：_____ 身份证：_____

_____年_____月_____日

初诊　　　随访　　　治疗方法　　　治疗前　　　治疗中　　　治疗后

在过去 1 个月，您是否有以下症状？	没有	在 5 次中少于一次	少于半数	大约半数	多于半数	几乎每次
1. 是否经常有尿不尽感？	0	1	2	3	4	5
2. 两次排尿时间是否经常小于两小时？	0	1	2	3	4	5
3. 是否曾经有间断性排尿？	0	1	2	3	4	5
4. 是否有排尿不能等待现象？	0	1	2	3	4	5
5. 是否经常有尿线变细现象？	0	1	2	3	4	5
6. 是否经常需要用力及使劲才能开始排尿？	0	1	2	3	4	5
7. 从入睡到早起一般需要起来排尿几次？	没有	1 次	2 次	3 次	4 次	5 次或以上
IPSS 总分 =						

从无症状到严重症状 0~35 分，从轻、中、重三个级别。1~7 分为轻度，8~19 分为中度，20~35 分为重度。

那彦群等 . 中国泌尿外科疾病诊断治疗指南（2014 版）. 人民卫生出版社 . 2014.

生活质量指数（QOL）评分

生活质量指数 （QQL）评分表	高兴	满意	大致 满意	还可 以	不太 满意	苦恼	很糟
假如按您现在的排尿情况，您觉得今后生活质量如何？	0	1	2	3	4	5	6

那彦群等 . 中国泌尿外科疾病诊断治疗指南（2014 版）. 人民卫生出版社 . 2014.

抑郁自评量表（SDS）

请仔细阅读每一条，然后根据您最近 1 周的实际情况，选择适当的选项，每一条文字后面有四个选项，A 表示：从无或偶尔；B 表示：有时；C 表示：经常；D 表示：总是如此。

	A	B	C	D
1. 我感到情绪沮丧，郁闷	4	3	2	1
*2. 我感到早晨心情最好	1	2	3	4
3. 我要哭或想哭	4	3	2	1
4. 我夜间睡眠不好	4	3	2	1
*5. 我吃饭像平常一样多	1	2	3	4
*6. 我的性功能正常	1	2	3	4
7. 我感到体重减轻	4	3	2	1
8. 我为便秘烦恼	4	3	2	1
9. 我的心跳比平时快	4	3	2	1
10. 我无故感到疲乏	4	3	2	1
*11. 我的头脑像平常一样清楚	1	2	3	4

*12. 我做事情像平常一样不感到困难	1	2	3	4
13. 我坐卧难安，难以保持平静	4	3	2	1
*14. 我对未来感到有希望	1	2	3	4
15. 我比平时更容易激怒	4	3	2	1
*16. 我觉得决定什么事很容易	1	2	3	4
*17. 我感到自己是有用的和不可缺少的人	1	2	3	4
*18. 我的生活很有意思	1	2	3	4
19. 假若我死了，别人会过得更好	4	3	2	1
*20. 我仍旧喜欢自己平时喜欢的东西	1	2	3	4
* 为反向评分项			分数：	

若为正向评分项，依次评为 1、2、3、4 分；反向评分项则评为 4、3、2、1。
待评定结束后，把 20 个项目中的各项分数相加，即得总粗分，总粗分乘以 1.25
以后取整数部分，就得标准分。

总粗分的正常上限为 41 分，分值越低状态越好。标准分为总粗分乘以 1.25
后所得的整数部分。我国以标准分 ≥ 50 为有抑郁症状。

标准分的分界值为 53 分，其中 53~62 分为轻度抑郁，63~72 分为中度抑郁，
73 分以上为重度抑郁。

姚树桥等. 医学心理学（第 6 版）. 人民卫生出版社. 2013.

焦虑自评量表（SAS）

请仔细阅读每一条，然后根据您最近 1 周的实际情况，选择适当的选项。每
道题不要花费太久思考，凭第一印象回答。

评定项目	没有或很少有	有时有	大部分时间有（经常有）	绝大多数时间有
1. 我感到比往常更加神经过敏和焦虑	1	2	3	4
2. 我无缘无故感到担心	1	2	3	4
3. 我容易心烦意乱或感到恐慌	1	2	3	4

（续表）

4. 我感到我的身体好像被分成几块，支离破碎	1	2	3	4
*5. 我感到事事都很顺利，不会有倒霉的事情发生	4	3	2	1
6. 我的四肢抖动和震颤	1	2	3	4
7. 我因头痛、颈痛、背痛而烦恼	1	2	3	4
8. 我感到无力且容易疲劳	1	2	3	4
*9. 我感到很平静，能安静坐下来	4	3	2	1
10. 我感到我的心跳较快	1	2	3	4
11. 我因阵阵的眩晕而不舒服	1	2	3	4
12. 我有阵阵要昏倒的感觉	1	2	3	4
*13. 我呼吸时进气和出气都不费力	4	3	2	1
14. 我的手指和脚趾感到麻木和刺痛	1	2	3	4
15. 我因胃痛和消化不良而苦恼	1	2	3	4
16. 我必须时常排尿	1	2	3	4
*17. 我的手总是很温暖而干燥	4	3	2	1
18. 我觉得脸发烧发红	1	2	3	4
*19. 我容易入睡，晚上休息很好	4	3	2	1
20. 我做恶梦	1	2	3	4

若为正向评分项，依次评为 1、2、3、4 分；反向评分项则评为 4、3、2、1。
待评定结束后，把 20 个项目中的各项分数相加，即得总粗分，总粗分乘以 1.25
以后取整数部分，就得标准分。标准分的分界值为 50 分，其中 50~59 分为
轻度焦虑，60~69 分为中度焦虑，69 分以上为重度焦虑。

姚树桥等 . 医学心理学（第 6 版）. 人民卫生出版社 . 2013.

8

　　出现"男"题很尴尬，特殊时期出现"男"题就更尴尬。新婚勃起功能障碍是 ED 发生最尴尬的时期之一，新婚 ED 也包括同居时初次性生活即出现 ED 的情况。我国由于性教育不完善，很多人对性知识了解不多，很多男性甚至到了结婚前还不知道性行为是怎么回事。即便之前自己查看了一些影视图文或网页信息资料，但这其中又有多少"知识和指导"是科学的还很难说。但当新婚 ED 发生的时候，对男性心理健康很可能会造成重创。排卵期 ED 也是 ED 发生的另一个最尴尬时期，多是由于准爸爸过于紧张造成的。ED 是中老年男性常见病，随着年龄的增长，此类问题还会增多，多与前列腺疾病、代谢性疾病等相关。无论面对以上三个特殊时期 ED 的哪一种类型都应该引起重视，必须放松心情，减少思想顾虑，不要设置太高标准，更不能长夜苦思与猜忌。与爱人共同坦然面对、坦诚交流与相互鼓励，适当学习性技巧，必要时开启药物治疗或治疗基础疾病，关键时刻才能不掉链子，和谐两性关系。

——马良宏

长夜"男"明，和谐两性关系

ED，是很多男性不愿意遇到，却又是不得不面对的疾病。相恋多年的伴侣终于携手步入婚姻殿堂，即将开启幸福生活，不曾想却遭遇男方不举。有调查显示，约80%的新婚夫妻有初次性挫折，这种情况也被称为"新婚ED"，心理性ED居多。

新婚燕尔，正逢如胶似漆，"爱"也需趁热打铁。感情保持温度，掌握合适的性生活频率，孕育宝宝；携手相伴，走过大半人生，老夫老妻，也要拥有自己的"性"福。

本章节，带你走进"婚后生活"~

什么是"新婚ED"？

"新婚ED"又称蜜月期勃起功能障碍，是指在婚后，尤其是新婚的前几天，不能正常完成性行为。调查结果显示，新婚ED在全球的发生率约11%。

研究表明，74.4%的新婚ED由心理性因素引起。这些心理因素包括：紧张——想要展现自己的雄风；不够自信——害怕不是最好的一次；伴侣间默契不够——羞于交流和分享感受。

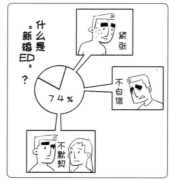

性生活在亲密关系中很重要，是夫妻感情生活中的调和剂。如何找回新婚的"性"福生活，其中也大有学问！

"新婚 ED"该怎么办?

如何拯救他的新婚"性"福?一方面,注意自我调节,身心放松,找到爱的感觉,了解相关性知识,和伴侣多交流,多探讨,找回性自信。另一方面,自我调整的同时,向医生寻求帮助,早治疗、早恢复。其中,PDE5 抑制剂是 ED 治疗的一线用药,分按需治疗和每日治疗。按需治疗,服用后可响应性刺激,完成性生活。每日治疗,能让患者摆脱时间限制,无需计划,回到自然正常的生活状态。

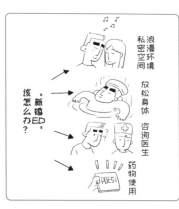

此外,妻子也要积极配合,要理解和支持丈夫,积极鼓励和陪同丈夫寻求正规的诊断和治疗。这样才有利于丈夫早日摆脱 ED 的困扰,重获满意的性生活。

什么是"排卵期 ED"?

有些人备孕一发就中,但有些人备孕却难于上青天。

备孕,是夫妻乃至两个家庭间的头等大事,准妈妈紧张,准爸爸更紧张。对于准妈妈来说,情绪焦虑、激进,期望过高;对于准爸爸来说,紧张、焦虑,突击高频性生活力不从心,会不自信,甚至会患上"排卵期 ED"。

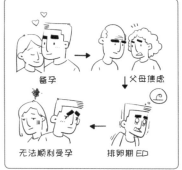

前面已经说到,ED 分器质性、心理性、混合性。而"排卵期 ED"一般属于心理性 ED,是由紧张、压力、焦虑等精神心理因素所造成的 ED。

如果遇到"排卵期 ED"怎么办？且听下回分解！

"排卵期 ED"该怎么办？

备孕是为了迎接新生命的到来，这本是一件令人欣喜、令人期待的事，不想因为"排卵期 ED"让人陷入沮丧。

遇上"排卵期 ED"该怎么办？首先，正确掌握备孕"小知识"，例如排卵日房事合理化，注意营养素的摄入，重温蜜月甜蜜。然后，寻求医生的帮助，了解情况，确认病情，合理用药，PDE5 抑制剂是 ED 治疗的一线用药。

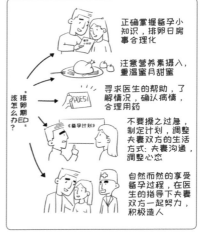

对于准爸爸来说，第一，不要操之过急，制订计划，调整夫妻双方的生活方式；第二，夫妻充分沟通，调整心态；第三，自然而然的享受备孕过程，在医生的指导下夫妻双方一起努力，积极造人。

"排卵期 ED"不可怕，夫妻共同面对，积极治疗，定能早日拥有健康的宝宝！

把握好性爱的频率

门诊中常遇到这样的问题：新婚期的男性，通常会抱怨妻子有点性冷淡，而年轻的妻子认为丈夫过于热衷性爱；相反，三四十岁的女性则往往比同龄的男性更渴望性爱，而此时的男性常常疲于应付或心有余而力不足。

很多人也会出于健康而咨询："我这个年龄，到底性生活频率多少比较合适？"其实，性生活的频率因人而异。老年患者根据身体健康状况可以每月 1~4 次性生活，青壮年可根据自身和伴侣状况每周 2~6 次。

著名性学专家史成礼根据多年临床经验设计的性欲起伏曲线和 20 年来咨询总结出以下频率，可供参考。另外要注意，自慰也属于性生活的一种方式。

如果性生活频率远高于或远低于上述的参考值，尤其是短期出现明显变化者，则不能排除疾病的可能，应尽早就诊。

年龄	周次数	月次数	年次数
	4	16	192
	3	12	144
	2	8	96
	1	4	48

▌▌▌ 性爱升温 "指导手册" ▶

从牵手的那一刻起，伴侣就注定要共同经历生活的起起伏伏，像一首抑扬顿挫的奏鸣曲。夫妻间的亲密时光，是这首乐章中迷人的律动。高品质的性爱是两性关系的保护和升级，想要感情保温，该怎么办？

①恋爱期，多和伴侣沟通，多尝试几次；②新婚蜜月期，放松心情，提升自信；③怀孕尴尬期，在孕早、晚期，性生活应适当节制，在孕中期，可以适当过性生活；④养育幼子期，培养孩子良好的作息规律，尽量创造夫妻私密空间，相互欣赏，说说情话；⑤中年稳定期和 50 岁后回落期：如果出现 ED，及时就医，必要时可通过药物改善和治疗 ED。

看着我们一生的性爱曲线，不难发

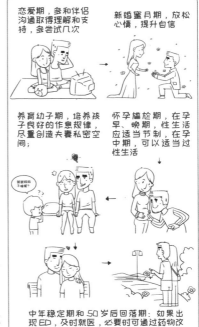

恋爱期，多和伴侣沟通取得理解和支持，多尝试几次

新婚蜜月期，放松心情，提升自信

养育幼子期，培养孩子良好的作息规律，尽量创造夫妻私密空间；

怀孕尴尬期，在孕早、晚期，性生活应适当节制，在孕中期，可以适当过性生活

中年稳定期和 50 岁后回落期：如果出现 ED，及时就医，必要时可通过药物改善和治疗 ED

现，没有任何阻碍的黄金时间少之又少，珍惜"性"福生活，感情保温，拒绝凉凉！

解决"老男题"

老了当不当益壮？现代社会里，人们对中老年人的性生活态度在发生着变化，逐渐向接受和理解转变。健康的性行为也是延缓衰老最好的"保健行为"，有需求就要解决，事与愿违的是力不从心。有数据显示，四成的中老年男性患有ED，性生活频率下降，性生活满意度低。

ED 不是衰老"理所当然"的表现，那应该如何解决"老男题"呢？第一，不要长期分床，注意保持沟通，保持身体接触；第二，科学锻炼身体，定期运动。多通过有氧运动，加强骨盆肌力量；第三，注意合理饮食，荤素搭配，适当进补，避免过量饮酒；第四，加强性知识宣教，借助润滑剂；第五，及时寻求医生的帮助，坚持基础疾病的治疗，用合理的药物治疗ED。

老当益壮更健康。其实，适当的、良好的性生活，可以让老年朋友身心欢愉、家庭和睦。

9

　　快节奏的生活、不均衡的饮食结构，让越来越多现代人过早与高血压、糖尿病、心血管疾病"挂上了钩"。而勃起功能障碍 (ED) 可能是这些慢性病的前期信号之一，因此，ED 可以看做是男性整体健康的"风向标"。心血管疾病、糖尿病患者就更易早发 ED，有些 ED 患者还伴发良性前列腺增生（BPH），不分场合尿频、尿急，甚是尴尬。当男性 ED 初现端倪时，要留意其他相关慢性疾病。对于有慢性病的男性，则更要关注自己的勃起状态，以早期发现 ED。ED 作为一种男性多发的慢性病，我们应像对待糖尿病等常见疾病一样，坦然面对，及时就医治疗。合并慢病后，确实让 ED 治疗变得更加复杂，但是不要怕，要相信通过个体化的药物治疗和全病程管理是可以改善的。

——张贤生

暗箭"男"防，
谨防慢病并发

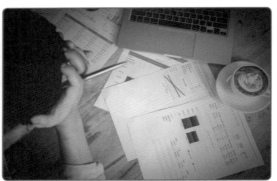

人到中年，身体零件开始出现各种各样的问题，健康危机一触即发，很多慢性疾病的发病率随着年龄的增长明显升高。

例如，60 岁以上人群糖尿病患病率约为 40 岁以下人群的 3.5 倍；35~44 岁人群高血压患病率增长率，男性为 74%，女性为 62%；还有 ED，美国马萨诸塞男性老龄化研究资料表明，ED 的发病随年龄的增长而增加，40~70 岁男性 ED 患病率为 52%。

殊不知，中年"男"题是健康危机里隐藏的大问题。慢性病患者中，ED发生率高，ED 可能是许多慢性病早期征兆或症状。如何解决中年"男题"？本章内容告诉你。

ED 和心血管疾病关系密切

我国心血管疾病的患病率处于持续上升阶段。根据《中国心血管病报告2018》数据显示，推算我国心血管疾病患者人数 2.9 亿，2016 年心血管病死亡率仍居首位，高于肿瘤及其他疾病。

殊不知，ED 和心血管疾病关系密切。首先，两者有相同的危险因素，包

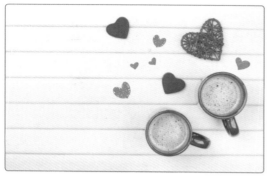

括肥胖、糖尿病、血脂异常、代谢综合征、缺乏运动、吸烟等。其次，两者有共同的患病基础，就是血管内皮问题。血管内皮细胞具有清理血管内壁、调节血管舒张的功能，当血管内皮细胞出现问题，脂肪会在血管壁上沉积，产生血栓，血管收缩，导致供血不足；心脏供血不足，就会产生心血管疾病，阴茎供血不足，就会产生 ED。因此，ED 和心血管疾病经常抱团出现。

ED 是心血管疾病的早期表现

前面已经说到，ED 和心血管疾病关系密切，它们有相同的危险因素，也有共同的患病基础。要知道，ED 可是发现潜在心血管疾病的一个重要指标，ED 比心血管疾病症状出现要早 38.8 个月。

由于阴茎动脉比冠状动脉管径小，同样程度的血管病变，对阴茎动脉的影响要大于冠状动脉，这可以很大程度上解释为何 ED 的症状早于心血管疾病出现。

研究表明，与正常阴茎硬度的人群相比，阴茎勃起硬度减低或者硬度严重减低的患者发生冠心病的概率分别高 1.6 和 2.6 倍。另外，ED 的严重程度与冠状动脉病变程度相关。

因此，ED 是心血管疾病的"风向标"。ED 患者即使没有心血管疾病症状，也应该重视。当 ED 来临时，除了需要改善自己的生活习惯，也需及时就医，在医生的指导下服用 PDE5 抑制剂，不要忘记排查一下 ED 的"好朋友"心血管疾病。

重视心血管疾病的治疗

ED 是心血管疾病的预警信号，ED 久了会"心塞"。数据显示，有 50%~70% 的心血管疾病患者伴有 ED。对于有明确心血管疾病的患者，基础疾病的治疗应该先于 ED 的治疗，或与 ED 同时治疗。心血管疾病的治疗同样能改善 ED 的症状，甚至恢复勃起功能。

有研究显示，对心血管疾病的患者采取一些治疗措施，例如改变生活方式，服用他汀类药物治疗，或者两者兼而有之，患者的勃起功能也出现提高。采用勃起功能量化评分的标准，同时采用改变生活方式和他汀类药物治疗的患者，其勃起功能平均提高了 2.7 分。

重视心脏健康，重视心血管疾病的治疗，心脏和性生活可以同时得到改善！

糖尿病性勃起功能障碍（DMED）的概念

据统计，全世界有 4.25 亿糖尿病患者，中国有 1.14 亿，中国成人糖尿病患病率为 10.4%。ED 是男性糖尿病患者较为常见的并发症，继发于糖尿病的 ED 就是糖尿病性勃起功能障碍（DMED）。

糖尿病患者 ED 发病率约为 67%，是非糖尿病患者的 3 倍。做一个简单计算：1.14 亿糖尿病患者（假设男性患者占一半）乘以 67%，中国约有 3900 万男性糖尿病患者受到 ED 的困扰。此外，糖尿病患者 ED 的发生率，随着年龄和糖尿病持续时间的增加而增加。

但是，DMED 常常被忽视。有研究显示，63% 男性糖尿病患者就诊时没有被询问关于性功能方面的病史，67% 的 ED 患者因信息缺失、害羞等原因而未寻求治疗。看来，重视 DMED，重视 DMED 的治疗，任重而道远！

ED 和糖尿病关系密切

为什么糖尿病患者更容易患上 ED？首先，ED 的危险因素包括吸烟、超重、肥胖、缺乏锻炼等，而这些同样是糖尿病的危险因素。其次，男人勃起分三步走，产生欲望——神经信号传导——阴茎血管充血勃起。而糖尿病对患者做了什么？性激素异常，性欲下降——糖尿病外周神经病变，阴茎海绵体末梢神经反射减弱——糖尿病微血管病变，导致阴茎血管供血不足，"电量不足"！

此外，与勃起功能正常的糖尿病患者相比，ED 的糖尿病患者，心理适应能力更差。由于 ED 和严重抑郁症状的发生率急剧升高、精神健康维度得分更低（SF-36）有关，因此患者的生活质量更差。

及时诊断和治疗 DMED，有助于早期发现潜在的糖尿病慢性并发症，全面改善患者的生活质量。

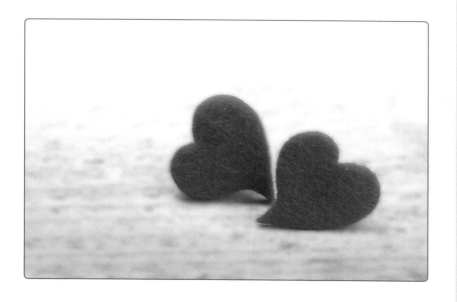

DMED 的治疗

如何才能拯救糖尿病患者的"性"福?

第一,积极控制血糖,是找回"性"福生活的前提。监测血糖:只有血糖稳定,才能有效治疗 ED;调整饮食:控制总热量,规律饮食,避免油腻,切忌暴饮暴食;合理运动:根据自身情况选择合适的运动方式;改善生活方式:不良的生活方式是糖尿病和 ED 的共同危险因素。

第二, 在控制血糖的基础上改善勃起功能。PDE5 抑制剂是 ED 治疗的一线用药,分为按需治疗和每日治疗。按需治疗,可响应性刺激,完成性生活;而每日治疗能让患者摆脱时间限制,回到自然正常的生活状态。具体治疗方案请在医生的指导下进行哦!

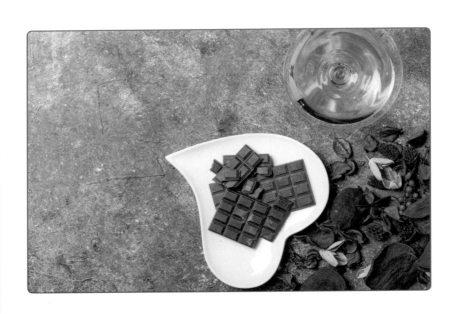

▌▌▌ 慢病管理，找回"性"福

ED 在我国有较高的患病率。随着身体的老化，出现 ED 很正常，它就像高血压、糖尿病等一样普遍，为何要遮遮掩掩？大大方方治疗才是正道。

很多 ED 与心脑血管疾病及代谢性疾病相关，因此 ED 的预防和治疗同样应该遵循慢性疾病的原则。

1. 预防：在发病前期，重视病因预防，积极控制危险因素，保持健康的体重、戒烟、戒酒等。

2. 治疗：在发病初期，采取措施控制 ED 继续发展，早期诊断，及时治疗。治疗会是一个长期的过程，所以需要"知己知彼"，学习 ED 疾病的相关知识，才能打好这场持久战。治疗过程中，还应定期复查，了解疾病的发展情况。

3. 康复：防止重度 ED 及其伴发的重大疾病的出现，促使勃起功能康复，提高生活质量。

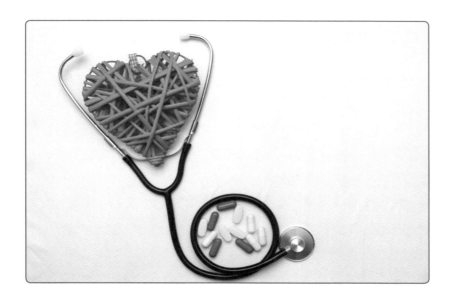

10

　　勃起功能障碍 (ED) 与良性前列腺增生 (BPH) 是很多中老年男性不得不面对的两大"男"题，这两种疾病正逐渐受到人们的普遍重视。上述任意一种疾病都能给男性朋友及家庭带来极大的困扰，如果这两者"狭路相逢"，那更是令人苦不堪言。这些疾病不仅会对患者带来身体上的折磨，也会对患者的心理造成一定影响，使患者对人际关系敏感，容易焦虑和抑郁。如果这些心理问题未能及时诊治，则有小病演变成大病的趋势，甚至造成不必要的经济负担。另外，有些广告和非正规医院在过度夸大和传播男性疾病的危害，使人们在对疾病的理解和认识上产生了一定的误区。例如慢性前列腺炎，本身只是成年男性的常见病之一，往往被宣传为会直接损害男性勃起功能，甚至被夸大到影响生育的地步，这些言论进一步加重了患者的心理负担。鉴于各方信息鱼龙混杂的现状，在此呼吁男性朋友们在出现相关身体问题的时候，一定要在就诊时选择正规医院和专业医生，切莫病急乱投医，必要时尽早遵循医嘱，通过合理的治疗方案来解决。

——李付彪

"男"兄"男"弟，倾听患者心声

国内外大量社会调查与医学统计显示：越来越多的疾病正快步向男性走来，并不断威胁到男性同胞的身心健康。在这样的大环境之下，世界卫生组织（WHO）高度重视，将每年的 10 月 28 日定为"世界男性健康日"，倡议世界各国加大对男性健康的宣传力度，呼吁整个家庭、社会多一点对男性健康的关爱。

无法摆脱的"男"题

ED 和 BPH，是很多中老年男性不得不面对的两大"男"题。

ED 和 BPH："慢慢"来！BPH 是一种缓慢进展的慢性前列腺良性疾病，它的症状会随着患者年龄的增加而进行性加重，并出现相应的并发症。因此，患者一旦发生 BPH，将势必要与其对抗终身。

同样，ED 也是一种慢性疾病。随着年龄的增长，男性的整体性功能在逐渐下降，ED 就是男性性功能下降最常见的表现。

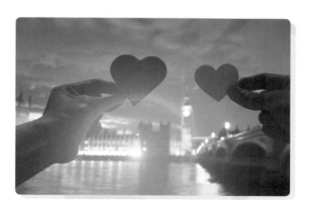

ED 和 BPH："抱团"来！50 岁以上的男性中，超过 50% 的人患有 BPH。同样，在类似年龄段的男性中，也有约 52% 的人患有 ED。而在具有中重度下尿路症状的 BPH 患者中，有 60%~80% 的患者伴有 ED。组团来袭，给中老年男性带来了双重打击。

两种疾病，一起管起来！既然 ED 和 BPH 都是影响中老年男性生活质量的常见慢性疾病，又常常相互伴随发生。那么，两病的共同治疗、共同管理显得尤为重要。

▌▌▌调整心态寻求专业医生帮助

有时候，男性怀疑自己出了问题，第一时间也会想到要找专业人士问问。但是，看到医生后，该如何开口？和医生说那个事，会不会很尴尬？

千万别这么想！医生可都是专业的，这些事见得多了，绝对不会拿有色眼镜来看待 ED，男性健康也是整体健康的一部分。和医生的良好沟通，可以提高 ED 的诊治效果。只有了解患者的病情和可能的原因，医生才能作出正确的判断。对于 ED，也建议伴侣参与到和医生的沟通中来，性生活是伴侣双方的事，ED 的治疗同样需要伴侣的理解与配合。

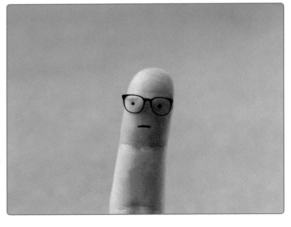

总之，把医生当作可以倾诉的对象，尽可能描述清楚自己的苦恼，然后和医生一起讨论治疗，才能取得最理想的治疗效果。

『男』兄『男』弟，倾听患者心声

不能轻视的"男"题

BPH 发病率随着年龄的增长而增加，最初发生在 40 岁以后，60 岁时＞50%，症状会随着年龄的增加而进行性加重。由于疗效确切，不良反应少，药物治疗被广泛应用。但是临床工作中，有很多患者会问："这个药我要吃多久？""症状缓解了，是不是就可以停药了？""药吃得多了，会不会有副作用？"

坚持治疗才是王道。

第一，药物治疗可以明显缓解下尿路症状，但是 BPH 本身仍处于一种缓慢进展的状态。若中途停药，症状难免会再次出现，甚至发展成严重的并发症，如急性尿潴留、血尿等。

第二，临床上应用的药物，都是经过严格"考验"的。对待药物副作用这个问题上，不能随意使用，也不能因噎废食，要在医生的指导下，选择最适合自身的药物，确保安全有效。

"男"题需要坦诚沟通

"晚上总是要起来上厕所，睡也睡不好……"

"出门时间一长，有时候想上厕所，憋也憋不住……"

"那方面也不行，老伴都有意见了……"

"都一把年纪了，还是不和孩子们说了，他们工作都忙……"

ED 和 BPH 对中老年男性的生理、心理健康均产生了极大的影响，他们普遍对疾病的认识不足，持怀疑态度，对治疗没有信心，用药的依从性不理想，同时又怕给子女增加负担而隐瞒真实的情况，这些都会影响治疗。因此，在 ED 和 BPH 的治疗过程中，一方面患者需要多和医生、病友沟通，获得可靠的知识信息；另一方面家属、朋友也要多陪伴，给予支持。坦诚沟通，一定可以克服困难，取得最理想的治疗效果。

『男』兄『男』弟，倾听患者心声

11

性是人类本能和自然需求，违背了人的本能和自然需求，当然也会出现问题。有些男性因为条件所限，只有靠自己解决无法抑制的性冲动，即自慰（又称为"打飞机"）。其实自慰属于性生活的一种，适度自慰，对自身健康没有任何影响，而且可以合理地解除性紧张，更不会引起勃起功能障碍（ED）。有一个符合自己身体状态的适度的性生活频率，对男性的身心健康极其重要，过度纵欲和自慰，会带来消极的影响。研究发现禁欲时间越长，ED 的风险会越高。也有不少男性因为晨勃次数减少甚至消失，就怀疑自己得了 ED 并寻求治疗。面对这样的情况，首先，无需过于紧张和惊慌。导致晨勃减少或消失的原因有很多，偶尔失败是不能诊断为性功能障碍的。其次，要及时就医，出现问题不能掉以轻心。晨勃消失的背后可能隐藏着更大的问题，如心血管疾病。最后，还要学会减压，不要过于忙碌紧张，保持心情愉悦。

——姜涛

自身"男"保，
适度生理需求

11月11日，现代人称之为"光棍节"。这一天，单身男性可以骄傲地宣布自己是一名"单身贵族"，可除却这一天，形单影只的男性们将被无情地嘲笑为"单身狗"。

年轻人"精力"旺盛，那作为单身人士，又该如何打发他们的"无性时光"呢？这一章节，让我们一起来关爱"单身狗"的"男"题！

无性 ED

如何把握性爱的频率？太任性，不行！无性，也不行！

超过6个月没有性生活，可能会出现缺乏勃起信心，无法尝试性生活，阴茎勃起硬度下降，勃起持续时间缩短的情况，我们称之为"无性 ED"。

由于对自身勃起功能缺乏信心，这些患者大多不敢找伴侣，不仅严重影响其婚恋等正常生活，更会加重 ED 病情，等到真正有性伴侣时候，往往不

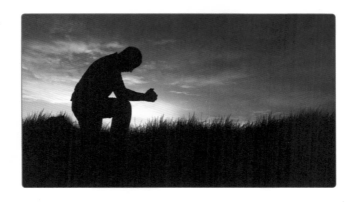

能顺利进行性生活。

发生这种情况，应当及时就医，在医生的指导下进行治疗。PDE5 抑制剂是 ED 治疗的一线用药，分按需服用和每日服用。按需服用（他达拉非，西地那非等），可以帮助勃起，解决需求；每日服用（他达拉非），能让患者摆脱时间限制，回到自然正常的生活状态。

正常自慰和 ED

自慰，俗称"打飞机"，是性成熟的一种生理表现。很多时候，它是对性生活不满足的补充，没有必要去刻意改变或摆脱它。有调查显示，96.38%的人有过自慰，其中 35 岁以下青年是自慰人群的高发群体。

都说小撸怡情，大撸伤身，那么"打飞机"会不会引起 ED 呢？一般来说，正常自慰并不会对身体产生负面影响，和 ED 没有直接的关系。

那么问题来了，什么才是正常自慰？多久自慰才算适度？这其实并没有一个确定的标准，因人而异，主要根据个人的身心感受作为判断标准。如果自慰过后，对第二天的生活没有明显影响；自慰时或自慰后，不会有麻木、烧灼等不适感；不会把自慰看成是获取满足的唯一源泉，那就是适度的。如果超过这个限度，那有可能就是过度了。

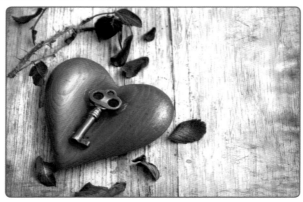

过度自慰和 ED

首先，我们要明确一下，什么是"过度"自慰。过度自慰，会造成性中枢神经疲劳，导致第二天筋疲力尽，甚至 ED，影响第二天的生活。如果一个人总是害羞、敏感、萎靡、孤僻，将自慰看作是获取满足、解除紧张的唯一方法而过度依赖，那就是过度自慰，需要接受治疗。

如何解决因为过度自慰引起的"男"题？

轻度，偶尔不适：减少自慰频率，注意休息，一般经过简单的自我调整可以恢复正常状态。

中度，频繁出现：与自身状态有关，多为心理性 ED，可在医生指导下服用 PDE5 抑制剂完成勃起，同时减轻心理压力，可接受专业的心理治疗。

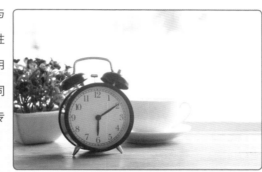

重度：自我调整无效，当心器质性 ED。需要去正规医院就诊，规律治疗。需要说明的是，过度自慰也可能引起慢性前列腺炎、早泄等男科问题，ED 常潜伏在这些"男"题中间。

认识晨勃

什么是晨勃？不是所有的勃起都叫"晨勃"。首先，晨勃出现在清晨 4~7 点；其次，晨勃是阴茎的自然勃起，不以意识为转移。不过，你可能和晨勃发生的时间完美错过，这种情况可以监测一下夜间勃起情况，道理也是一样的。

最重要的是，晨勃，是男性勃起功能正常的表现。如果男人出现勃起功

自身『男』保，适度生理需求

能障碍的症状，但是晨勃依然存在，则说明男人身体没问题，真的可能只是因为状态不好或心理因素影响。因此，晨勃常常被作为鉴别男性心理性 ED 还是器质性 ED 的重要参考。

晨勃不给力就是 ED？

如果晨勃消失，该怎么办？第一，及时就诊看医生，确诊病因；第二，饮食不要过于油腻，保持作息规律，拒绝熬夜，戒烟，从生活习惯上远离容易诱发 ED 的因素；第三，如果确诊是 ED，需在医生的专业指导下进行治疗。其中，口服 PDE5 抑制剂已成为 ED 治疗的一线用药，可帮助绝大部分患者改善勃起。

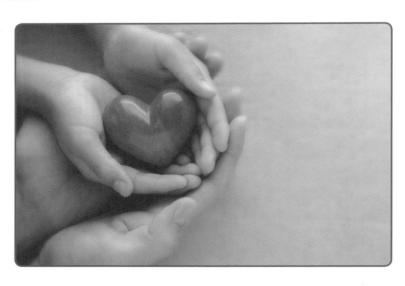

12

　　在中国，"以形补形"故而吃啥补啥的说法流传千年，因此不少勃起功能障碍 (ED) 患者认为通过摄入一些动物的鞭和睾丸、韭菜、生蚝等食物或保健品能够有治疗 ED。但这种"食疗"往往心理安慰大于实际效用，并无科学依据，甚至可能存在安全隐患。而无良商家贩卖的类似"玛卡""印度神油"等网红壮阳药更是已被证明毫无提高性能力的作用。当然，食疗不是完全没用，目前，以水果、蔬菜、坚果、五谷杂粮、鱼、橄榄油为主的地中海饮食被认为有利于 ED 患者的心血管功能改善，减少患心血管病的风险。需要强调的是，任何疾病治疗都离不开药物，ED 也是如此。在此提醒广大男性朋友，PDE5 抑制剂才是目前指南推荐 ED 治疗的一线用药。一旦患有 ED，不可迷信食疗或偏方，应当尽快到正规医院男科就诊，在医生指导下通过个体化、规范的治疗，并安全、合理地使用药物和其他正规治疗方法，才能获得满意的性生活。

——戴玉田

众口"男"调，解答食补疑问

都说"药补不如食补"，吃核桃补脑，喝骨汤壮骨，中国人对"以形补形"有一种莫名的执念。人们常常提出这样的问题："我患了 ED，能通过吃什么样的壮阳食物或保健品来治疗吗？"可以说，这是个不切合实际的幻想。虽然，我们不能完全否认食补的作用，但是别指望单单依靠食物就能彻底改善性功能。迷信所谓的养生"砖"家，到头来只能劳民伤财。

食补终究是"辅助"

对于 ED 患者来说，食疗是调理，正规治疗才是关键。食疗偏向于宏

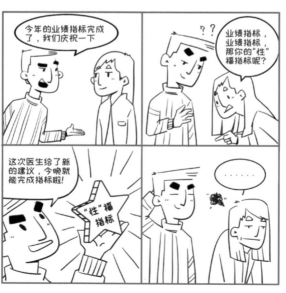

观调理，在成分、剂量、起效时间方面都很难把控，效果不确定。至今医学界尚不承认有哪种食品或保健品真的能彻底改善性功能。不过，食疗在一定程度上对心理性 ED 有改善作用。

ED 的治疗是综合性的治疗，包括纠正

危险因素、治疗原发疾病、心理疏导等，食疗可以有，但是科学治疗才是正确改善性功能的方式。

地中海饮食

饮食对男性健康非常重要，长期高热量、高糖、高脂饮食，会使超重、肥胖、高血压、代谢综合征、糖尿病的风险增加，而这些疾病都是 ED 的危险因素。

地中海饮食是营养学推荐的一种饮食模式，以水果、蔬菜、

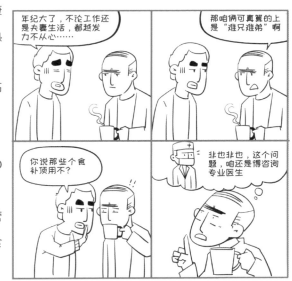

坚果、五谷杂粮、鱼、橄榄油为主，兼有少量红肉。最新研究发现，地中海饮食与 ED 的发生呈负相关。就是说，坚持地中海饮食，可以降低 ED 的发生风险。此外，地中海饮食也有利于心血管疾病的预防。

保持男性健康，地中海饮食，你值得拥有！

"壮阳"食物的辟谣贴（一）

男人，自古难做，为了在伴侣面前一展雄风，构建和谐家庭，可谓是尝试各种"壮阳"方法。其中，不乏对"韭菜壮阳""生蚝壮阳"深信不疑者，但这些真能壮阳吗？

韭菜不能壮阳，因含硫化合物可以让韭菜具有特殊香味，但是这并不能增强性能力。生蚝富含锌、硒，可以提高精子的质量，生蚝里的 D- 天冬氨酸可以有限地提高男性雄激素的分泌，但是对性功能的增强效果可以忽略不计。

想要保持男性健康，还得通过良好的生活方式和正规的治疗来获得。

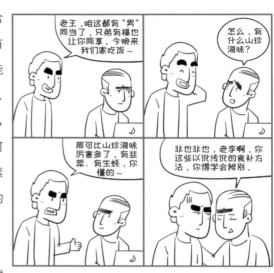

▌"壮阳"食物的辟谣贴（二）

每每走到大街小巷，各种"纯天然，纯中药"的广告纸扑面而来，很多性生活不和谐的男性，便成功的被吸引，"玛卡"就是新一代的网红。那么玛卡真的有神奇的疗效吗？目前，没有任何证据能够证明玛卡有助于提高性能力。

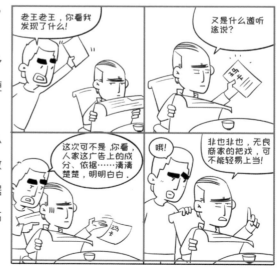

作为男科医生，我们有必要提醒各位，切勿盲目服用壮阳药物。有些商家甚至在保健品中不合规添加西药成分，这些成分很容易对身体造成潜在的伤害。健康的生活习惯，适当的体育锻炼，良好的心态和人际关系，这些对男性健康的改善，远比所谓的保健品靠谱。

▌▌▌"壮阳"食物的辟谣贴（三）

每次提及牛鞭，男同胞们总会投来一个饱含深意的眼神，以形补形，牛鞭仿佛成为了行走的壮阳药，然而，牛鞭真的有壮阳功效吗？牛鞭壮阳的理论基础是里面富含雄激素，因此牛鞭熬汤发展为一道"名菜"。但是，动物的雄激素不等于人的，且经过烹饪后，实际作用可想而知。

与其寄希望于一些无科学依据的食补，不如谨遵医嘱。男性一旦患有ED，应该尽快到正规医院的泌尿男科就诊，在医生地指导下，合理地使用药物治疗。

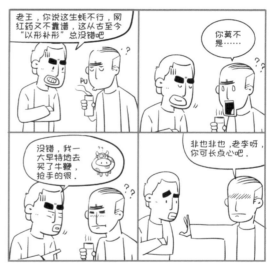

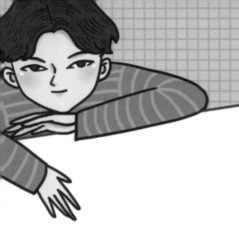

总结：

勃起功能障碍（ED）是成年男性的常见病和多发病，我国部分地区 40 岁以上男性的 ED 患病率高达 40.2%。肥胖、缺乏锻炼、血糖异常、血脂异常、吸烟、抑郁、焦虑等均是 ED 的危险因素。ED 和心血管疾病、良性前列腺增生（BPH）等密切相关，重视 ED 的治疗有助于早发现潜在慢性疾病。需要用慢病思维看待 ED，双方自然而然的性爱体验，双方都满意的性生活，是 ED 治疗的最终目标。

健康中国幸福相伴，关注男性健康，解决中国"男题"，更多信息可登陆视频栏目《夜问 365》进行观看！

请扫描二维码观看
《夜问 365》视频栏目

夜问 365，健康每一天。

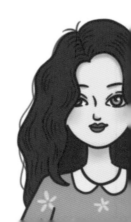